I0429533

Desde el 6 de Diciembre

Nuestro paso por autismo…

2011

Autor: Lorna B. Ortiz, PhD.
Fotografía: Joe Cogliandro

Y no sólo en esto, sino también en nuestros sufrimientos, porque sabemos que el sufrimiento produce perseverancia; la perseverancia, entereza de carácter; la entereza de carácter, esperanza. *Romanos 5:3-4.*

Dedicatoria

A *Herie Javier*, por cada día que pasamos juntos y porque te amo con todas mis fuerzas y por darme la vida que tengo desde hace 11 años.

A *Herie Jesé y Emilio Javier...* mami los ama con el alma, son mi inspiración de vivir y el motivo por el cual soy capaz de ver la gloria de Nuestro Señor cada día de mi vida.

Los Amo.

A Kerri Rivera, Yeroline Ruiz, Patricia Rivera, Juan Rodriguez y Ayleen Cruz. Mis hermanos en el autismo, testigos y fieles creyentes en la recuperación de nuestros nenes.
–Gracias.

Tabla de Contenido

Prefacio:

Nuestra travesía por el autismo ha envuelto a muchos. Familia y amigos, todos han sido parte de una manera u otra de este pasar por el autismo en nuestro esfuerzo de recuperar a Herie. En este libro quisimos darle la oportunidad a algunos para que pudieran escribir y expresar sus sentimientos acerca de lo que han tenido que vivir con nosotros durante la lucha para la recuperación de Herie.

Janette y Joe,

Shock. Eso fue lo que sentimos cuando supimos la noticia del diagnóstico de Herie. No lo creíamos… Jesé no tenía los síntomas que conocíamos como los de autismo. Siendo varón, pensamos que era normal el demorarse más en hablar por lo tanto quizás había que esperar un poco más. Después de varias conversaciones con Lorna en que ella nos explicó el rango de casos de autismo y cuales eran los síntomas de Jesé, nos vimos enfrentados con varios sentimientos y pensamientos:

> -Frustración, por qué les pasó esto a los Soto, no se lo merecen, son padres preocupados, inteligentes, cuidadosos y responsables quienes aman a su hijo en todo lo que hacen.

> -Temor. Si le ocurrió a Jesé, le puede ocurrir a cualquiera de nuestros hijos. Si no está clara la causa entonces, ¿cómo se previene? Tuvimos el temor, algo egoísta, de que ahora todo cambiaría con nuestra amistad. Sin duda, Herie y Lorna estarían comparando el desarrollo de nuestros hijos. ¿Sentirían amargura

hacia nosotros?

-Tristeza y el sentimiento de un peso inmenso. ¡Qué arduo el camino y cuantos obstáculos tendrían que recorrer! Seguramente estarían pensando en todos los sueños y esperanzas que tenían para Jesé para el futuro y que ahora posiblemente no se cumplirían.

-Determinación. Junto a ellos queríamos saber cada detalle de cómo se tratan los síntomas y cómo se empieza el camino hacia la recuperación.

Dentro de pocos meses me puse a investigar y me encontré con toda una comunidad de padres y médicos batallando por estos niños. Y así fue que mi prima me recomendó el libro "Healing the New Childhood Epidemics" por Dr. Kenneth Bock. Instantáneamente, luego de leer unos capítulos me volví creyente en el método bio-médico.

Uno de los momentos que más recuerdo fue cuando fuimos a PR con los Soto para una boda de la familia. Para ese momento, ya Lorna había comenzado la dieta libre de gluten, caseína y levadura. Jesé, accidentalmente se comió una galleta (conteniendo gluten, azúcar, levadura, etc.). Por el resto de la noche, fui testigo del cambio físico y mental que le ocurrió a Jesé a raíz de haberse comido esa galleta. Dentro de una hora, se volvió completamente hiperquinético. Estaba saltando en la cama, hablando sin sentido a mil por hora, riéndose sin razón alguna y sin parar. Estaba claro que estos ingredientes le eran para él como veneno.

El hecho de que Jesé al empezar su nueva dieta y suplementos haya demostrado tantos de los mismos síntomas que los niños en el libro sólo sirvió como comprobante de que este método funciona.

El progreso que ha hecho Jesé con los tratamientos es increíble! No lo hemos visto llorar como antes, gritar o tener berrinches, nos mira a los ojos y nos contesta las preguntas, está pendiente de las personas a su alrededor, y juega con nuestra hija… ¡lo cual no hacía antes!

Tenemos confianza en la determinación de Herie y Lorna. En ningún momento se han rendido o se han dejado llevar por la amargura y la tristeza de su situación. Más bien, han visto los obstáculos como algo que se deben vencer y han seguido hacia adelante.

Con sólo ver los cambios que ha tenido en un año gracias a su dieta, tratamientos, terapia ABA, la atención constante y cuidadosa de sus padres y la gracia de Dios, está claro de que si sigue así veremos a un Jesé completamente recuperado.

La Noticia

El día en que me enteré que estaba embarazada, luego de haber llorado, reído y entrado en trance, llamé a mi esposo. Después de titubear por unos minutos le di la noticia: "¡Vamos a tener un bebé!". Prosiguió un silencio eterno, hasta que mi esposo me dijo: "tenemos que revisar el seguro médico…" ¡Increíble!, pero esas fueron sus palabras dentro de la emoción y los nervios.

¡Por primera vez seríamos PADRES!

Cuanta razón tuvo mi esposo al preocuparse tanto por la cobertura del seguro médico justo cuando supo que yo estaba embarazada. Inconscientemente, ya se estaba preparando para lo que vendría. En los años siguientes estaríamos enfrentando la gran batalla con tratamientos, terapias y seguros médicos. Estaríamos enfrentándonos al proyecto más grande de nuestras vidas: el tratamiento del Autismo de nuestro pequeño Herie Jesé.

Capítulo 1: La Vida con Autismo

Desesperación y dolor es lo que se siente al creer que cada minuto que pasa estás perdiendo más y más a tu hijo en el autismo. Eso fue lo que sentí por los primeros meses después del diagnóstico.

No contamos con manual de instrucciones. No tuvimos a donde ir. No había suficiente información que nos diera la más mínima esperanza de que nuestro hijo algún se recuperara. Todo lo contrario, junto con la palabra "Autismo", vino la palabra "Institución". ¡Ambas palabras en la misma oración! ¿Cómo nos podía pasar esto? Nuestro mundo se vino abajo.

Tres meses de luto pasamos en nuestra casa como si nuestro hijo no estuviese presente. Buscando culpables, causas, respuestas, negando la realidad.

Autismo llega a tu vida y afecta todo: el matrimonio, las amistades, el trabajo y todo lo demás que algún día tuvo estabilidad en tu vida. La mayoría de las parejas pasan por momentos difíciles. Dejan de salir, pues es casi imposible. Las amistades se alejan. Se siente envidia por que muchos de tus amigos, que tienen hijos contemporáneos con tu hijo, pueden comunicarse e interactuar con ellos, mientras que nosotros no podemos. Además, se comienzan a notar las diferencias entre nuestro niño autista (atípico) con los niños no autistas (típicos), y esto es bien doloroso.

He visto varios casos donde los dos padres trabajan fuera y la mamá pierde el trabajo por no tener la flexibilidad que necesita para citas médicas y terapias o, simplemente, porque por los problemas de comportamiento del niño, ya no consiguen una guardería o jardín infantil adecuado para su hijo. Y aun así, aunque lo encontrasen y el niño no exhibiera mayores problemas de comportamiento, muchas veces las personas que trabajan en los lugares de cuidado diario no están entrenadas para incluir al niño autista en las actividades rutinarias. Mientras todos los niños están escuchando y atendiendo a la maestra mientras esta lee un libro, el niño autista está en una esquina del salón jugando con sus bloques, haciendo su actividad, siempre solo y en su propio mundo.

Para los padres, esta situación nos afecta mucho, hasta el punto de que muchas veces dejamos de trabajar y preferimos quedarnos en casa cuidándolos.

La otra cara a la que se le debe hacer frente es: el factor económico. La estabilidad económica que una vez hubo en la familia se ve amenazada por gastos médicos, dietas y terapias. En la mayoría de los casos, donde solamente uno de los padres trabaja, se hace muy difícil lidiar con los gastos tan exorbitantes. Muchas familias venden sus casas y compran casas más pequeñas aun cuando la familia esté creciendo. Otras gastan todo el dinero de sus cuentas de retiro con tal de pagar por los tratamientos. Algunos hasta hacen préstamos y piden dinero prestado a familiares y a amigos para poder pasar la crisis económica a causa de los gastos que en promedio pueden exceder los 50,000 dólares anuales.

Los seguros médicos pueden cubrir la gran mayoría de los gastos. El problema es que toma esfuerzo, tiempo y una gran dedicación para batallar con los seguros médicos. Esto es un lujo que muchos padres no se pueden dar. Especialmente cuando su tiempo está dedicado a la atención de uno o más niños con autismo en la familia, al mantenimiento de su matrimonio y al estrés del trabajo.

Tan determinante es la situación y la combinación de todos estos factores, que muchas veces el divorcio se convierte en la salida más fácil.

Fueron varias las veces que durante las actividades de nuestro hijo oíamos a otras madres hablar de lo difícil que era enfrentar solas algo tan fuerte como el autismo, y todo lo que esta condición acarrea. Las madres divorciadas y madres solteras con niños con autismo tienen todo mi respeto y admiración.

Hubiésemos dado todo por haber encontrado un poco de esperanza el día que recibimos la noticia del diagnóstico de nuestro hijo. Por saber que había algo que podíamos hacer por nuestro hijo para ayudarlo. Desafortunadamente, no fue así. Por eso la idea de escribir este libro. Es posible que muchas de las experiencias y tratamientos que aquí se describan sean ya muy conocidas por la mayoría de los padres que lean este libro. No obstante, para muchos otros, esta es la primera vez que leerán sobre los tratamientos biológicos y terapias que aquí se mencionan.

Queremos que otras familias puedan aprender de nuestro paso por el autismo. Ofrecerles por medio de este libro lo que hubiésemos querido tener cuando nuestro Herie Jesé fue diagnosticado con autismo y sentíamos que moríamos por dentro y que todo se nos venía encima. Nuestra intención es dar esperanza a padres que estén pasando por lo mismo que pasamos nosotros.

Capítulo 2: Antes del Diagnóstico

Nuestro hijo nació sin ninguna complicación. El embarazo y el parto fueron normales. No hubo necesidad de acelerar el parto ni de forzar al bebe ni de cesárea. Todo lo contrario, el bebé nació en parto natural y exactamente el día que el doctor había dispuesto. Parecía que todo era perfecto.

Después de las vacunas a los 4 meses comenzaron las infecciones de oído. Justo esa misma semana, unos días después de sus vacunas, se notaba irritado y no podía comer bien ni dormir bien. La noche siguiente estuvimos despiertos toda la noche con sus gritos y fiebre.

Temprano la mañana siguiente lo llevamos al pediatra. Luego de sólo dos minutos de consulta con el pediatra, escuchamos: "Tiene infección de oído, vamos a darle antibióticos". Regresamos a casa y comenzamos el tratamiento de 10 días de antibióticos. Desde esos días comenzó nuestra pesadilla.

Como padres primerizos y responsables, nunca fallamos en poner las vacunas a nuestro hijo y llevarlo al pediatra cuando alguna fiebre se presentaba. Ahora pienso: si sólo hubiésemos sabido lo que ahora sabemos! Jamás, y lo repito, jamás, le hubiésemos puesto todas las vacunas ni múltiples vacunas a la misma vez y menos cuando nuestro hijo estuviese enfermo. Recuerdo las veces que lo llevábamos al pediatra porque una vez más tenía infección de oído y el médico aprovechaba a recordarnos que ya debíamos ponerle el próximo ciclo de vacunas, pues ya estábamos atrasados. El saber que a nadie le interesaba si nuestro hijo tenía algún problema en aguantar las vacunas me produce tanta frustración y coraje. Mientras tanto su cuerpecito luchaba por mantenerse activo en presencia de lo que hubiera sido que le inyectaban en ese momento. Me pregunto, ¿cuántos otros niños estarán pasando por lo mismo en este instante sin que nadie se de cuenta?

En aquel momento, para mí todo era normal, pues frecuentemente escuchaba de amigas con niños pequeños que decían que las infecciones de oído eran comunes. Pero a nuestro pequeño una infección de oído se le unía con la siguiente. En varias ocasiones el pediatra le diagnosticó infección en ambos oídos. Así que de nuevo volvíamos a usar otra dosis de antibióticos. Y así se repitió la historia una y otra vez hasta el punto de que por lo menos dos veces al mes Herie tenía que tener 10 días de antibióticos. Esto fue así hasta que cumplió 2 años y medio. Mientras tanto seguía recibiendo sus vacunas a tiempo y nosotros, como padres responsables hacíamos lo que el pediatra decía.

Fuera de sus infecciones de oído, todo parecía normal. Su crecimiento y sus etapas de desarrollo como el gateo y comenzar a caminar fueron normales hasta llegar al año. A los 12 meses, comenzaron sus diarreas. Un promedio de 3 a 4 veces por día eran rutina para nosotros. Lo llevamos una vez más al médico y el diagnóstico fue: "si no tiene fiebre ni vómitos no es de preocuparse, algo le puede estar cayendo mal, necesita muchos fluidos para que no se deshidrate". Así lo hacíamos cada vez que esto pasaba. Las diarreas seguían apareciendo de la nada. A esto le siguieron los virus estomacales, la bronquitis y las frecuentes infecciones de oído seguían progresando.

Hoy en día sabemos que Herie siempre tuvo infecciones de oído aunque no mostrara fiebre y que probablemente, pusimos sus vacunas aun cuando estaba enfermo. …Simplemente seguíamos instrucciones. El mismo pediatra que le dio los antibióticos, fue el mismo le puso sus vacunas. Siempre pensamos que todo estaba bien porque lo decía el pediatra. ¡PERO NO! Ahora sé, y lo digo a todo el mundo: no se le debe poner vacunas a niños que están o acaban de pasar por una enfermedad. ¿Por qué eso es tan difícil de entender?

Es simple, un niño enfermo no tiene la fuerza en su sistema inmunológico para aguantar los virus inyectados a través de las vacunas. Mucho menos un niño de 4 meses de edad. Por más que quieran, esperen a que el niño mejore, verifiquen que su sistema inmunológico está fuerte y saludable. Hay pruebas (Apéndice D) que se pueden realizar para asegurarse que un niño tiene su sistema apto para recibir vacunas. Si todos los seres humanos somos diferentes, ¿porqué nos empeñamos en pensar que las vacunas van a tener el mismo efecto en todos? No, no, no… las ganas que me da de recoger todos los resultados de las pruebas de nuestro hijo y darle por la cabeza al pediatra con ellas para que por fin se de cuenta de lo que están haciendo cuando obligan a todos los padres a poner las vacunas al mismo tiempo. Quizás al ver que nuestro hijo tenía un sistema inmunológico tan distorsionado, quizás si viera que nuestro pequeño tenía deficiencias en nutrientes y minerales por la mala absorción en su cuerpo, quizás si viera que su cuerpecito era incapaz de manejar toxinas, metales y viruses vivos como se esperaba, quizás y sólo quizás, se daría cuenta de que es estúpido tratar a todos los bebés de igual manera.

De ninguna manera, estoy en contra de inmunizar a nuestros niños. Estoy en contra de hacerlo tanto, a veces, tan rápido, y más cuando estén enfermos. Y por encima de todo, estoy en contra de que los pediatras nos hagan sentir como irresponsables y tontos por el mero hecho de preocuparnos y preguntar si puede replantear un nuevo calendario de vacunas para nuestros niños. Las compañías farmacéuticas siempre seguirán haciendo su fortuna con las vacunas, ¿cuál es la diferencia de que hagan su fortuna un poco más lento?

Herie tenía año y medio cuando lo tuvimos que hospitalizar. Yo me encontraba de viaje del trabajo y a mi esposo le tocó la emergencia. Mi esposo me llamó a las tres de la mañana para decirme que habían tenido que llevar a Herie al hospital para hospitalizarlo en sala de emergencias.

¡Por poco me muero! Sepan que antes de irme a viajar le había dado otra infección de oído y el médico (el mismo de siempre) me dijo que todo estaba bien, que le diera otro tipo de antibióticos, más fuertes, porque aparentemente los que siempre le suministrábamos no estaban funcionando y las infecciones seguían. Y así lo hicimos. La fiebre le bajó, lo tuve en observación y lo vi mucho mejor luego de unos días, así que lo deje al cuido de mi esposo y mi suegra-que había viajado desde Puerto Rico hasta Texas para ayudarnos- y reanudé mi viaje.

Al recibir la llamada, me encontraba en Brazil. ¡No pude llegar a tiempo y mi hijo tuvo que ser hospitalizado sin mí! ¡La primera vez que algo de esta naturaleza pasaba y yo no estuve allí! La mañana siguiente tomé el primer avión de Brazil a casa.

Las diarreas y vómitos eran tan graves que mi esposo tuvo que llevarlo a sala de emergencias. Parecía que las heces hubiesen sido ácido. Al cabo de unas horas, todas sus partes genitales estaban casi quemadas, ¡en carne viva! ¡Era algo increíble! Nuestro hijo no aguantaba un pañal y yo lloraba al verlo sufrir. Me sentía desesperada y frustrada de pensar: ¿cómo dejé que esto pasara? Yo había visto niños enfermos con diarreas y vómitos en el pasado pero nunca había visto cosa igual. Algo me decía que había algo raro en todo esto. Algo había que cambiar.

Pero una vez más me dejé llevar por lo que decía el doctor y le di los medicamentos recetados para el estómago. Al poco tiempo sobrevino la bronquitis. Una semana con un nebulizador, suministrándole esteroides para la inflamación en sus pulmones. Cuando ya salíamos de esto, vino otra infección de oído. ¡Esto parecía interminable! Yo no podía entender como otros padres podían tener 2 o 3 hijos cuando yo no podía mantener uno.

A los 18 meses, nuestro hijo no dejaba de despertarse durante la noche lloraba y gritaba. Casi no me quedaban energías para cuidarle durante el día, pues pasaba largas horas tratando de consolarlo durante la noche.

Fácilmente se enojaba y gritaba por todo. No podía ni leerle un libro porque me lo quitaba de la mano y lo tiraba al piso. Simplemente, no había comunicación. Era como si no me entendiera. No soportaba el cambio en las rutinas. Una actividad sencilla como tomar un baño, tomaba fácilmente más de una hora pues Herie gritaba inconsolablemente, pateaba, y se tiraba al piso. Mi frustración aumentaba cada vez más, al ver mi incapacidad de mantenerlo saludable y a la vez educarlo y controlar su comportamiento.

17

Tengo tantos recuerdos de las veces que me cundió la desesperación... como una vez cuando fui al supermercado y yo, pensando ser la súper mamá, que podía con todo, me fui sola con Herie, quien al entrar por las puertas automáticas del supermercado comenzaba a gritar. Tienen que entender, que no es el grito normal de un niño desesperado porque quiere algo. Mi hijo gritaba como si algo inmensamente malo le estuviese pasando, como si alguien le hiciera daño o como si estuviese perdido en medio de la nada, sin nadie a quien recurrir. Temblaba, le daban gases estomacales. Era todo un trauma.

O sea, que una visita al supermercado de al lado de mi casa, significaba una pesadilla para mi niño de 2 años.

Luego de unos 10 minutos de gritos, (los cuales habían sido suficientes para yo recorrer casi el supermercado entero corriendo por todos lados), me encontré con un vecino. Este me saludó así: "me imagine que eras tú, Lorna, pues los gritos de tu hijo se oyen desde lejos. ¿Cómo estás? Te ves cansada y un poco desmejorada. ¿Necesitas que te ayude a cargar a tu hijo?"

No dije nada. Lo miré enojada. Entendiendo mi mirada, aceleró su conversación (las que usualmente eran un poco largas), le envió saludos a mi esposo y siguió su camino. Yo seguí corriendo. Minutos más tarde, mientras estaba en la sección de pañales, mi espalda no podía más y tuve que colocar a Herie en el piso por un segundo.

Cuando de repente, pasa caminando el gerente del supermercado y noté que me miró un poco extraño. No lo culpo, pues para él debí parecerle la mamá loca que tira su hijo gritando acostado en el suelo mientras le hacía la vida miserable a los demás que probablemente no podían concentrarse en hacer sus compras por los gritos de mi hijo. Sin tiempo a ponerle a explicarle al gerente el porque todo esto estaba ocurriendo, me dediqué a tomar los pañales y a seguir. Cuando quise recoger a Herie, noté su mirada completamente perdida. Con desesperación le llamé, le grité, y no había cambio de expresión en su cara, era como si estuviese peleando con algo más grande en un lugar que no era allí.

No podía conectar su mirada con la mía. Me buscaba y no me podía encontrar, levantaba sus manos pero no me quería tocar, no me dejaba abrazarlo ni levantarlo del suelo.

En ese momento el gerente estaba a mi lado mirando lo que pasaba a ver si yo podía calmar a ese niño malcriado que tanto ruido estaba haciendo. A pocos centímetros de mí, un niño como de 9 años le preguntó a su mamá: "Mami, ¿por qué ese niño es tan raro?" Hasta allí aguante. Yo miré a todos a mi alrededor con mirada firme y enojada y finalmente me dejaron sola. Allí con mi hijo tirado en el suelo.

Yo buscando tranquilidad donde no la tenía, tiernamente le toqué la cara a mi hijo, le limpié sus lágrimas y le comencé a tararear una canción de cuna, poco a poco le puse mis manos alrededor de sus ojitos para poder dirigir su mirada hacia mí y, finalmente, pudo verme.

Se levantó del suelo y temblando se me tiró encima. Lo abrazé con todas mis fuerzas y le dije una y otra vez: "mami está contigo, estoy aquí, te amo." Y le seguía cantando y sentada en el piso lo mecía como si lo estuviera meciendo en una silla mecedora. Mientras todavía sollozaba nos levantamos, dejé todo allí y me fui. Así hicimos mi esposo y yo muchas veces, corriendo fuera de restaurantes y comiendo en el auto, yéndonos de las tiendas y dejándolo todo. Saliendo de la escuela de niños a mitad del día porque nuestro hijo no aguantaba un día entero.

A los dos años, Herie comenzó a decir algunas palabras como "más", "agua", "1 2 y tres", "no", "mamá" y "papá" aunque estas últimas las decía como si estuviera nombrando objetos, no las utilizaba para llamarnos.

Si yo le preguntaba quien era yo, él no decía mamá, simplemente no contestaba. Pero si le decía: "Herie, dime mamá", entonces, él repetía mamá. No tenía uso adecuado de las palabras. No repetía palabras que yo le enseñaba. En muchas oportunidades traté de enseñarle cosas nuevas y él pareciera que no las oyera, seguía haciendo lo suyo. No apuntaba a cosas, como por ejemplo, si veíamos un libro de animales, y yo le preguntaba dónde estaba la vaca, él miraba el libro, pero no la apuntaba aunque supiera donde estaba. Repetía constantemente episodios de Blues Clues (su programa favorito) y tenía una afinidad por alinear cosas y por los números.

La comunicación era imposible por lo que siempre había llantos y gritos en nuestra casa. Llevarlo a algún sitio como lo era un centro comercial o un supermercado era imposible pues aunque yo se lo dijera antes de ir, esto era un evento inesperado lo que lo ponía nervioso y comenzaba su descontrol. No respondía por su nombre. Cuando le llamaba, no me miraba. Por esto decidimos verificar si tenía algún problema de audición, pero todas las pruebas reflejaron que todo estaba bien. Herie tenía una audición perfecta, lo que a mí me frustró mucho más. Sentía este frío, el que se siente cuando sabes que algo grande va a pasar. Dentro de mí comenzaba a sentir que definitivamente algo andaba mal.

Escuché de muchas mamás que habían tenido que ir a terapistas del habla porque sus niños no hablaban o no pronunciaban bien las palabras y pensé que a lo mejor era eso lo que necesitábamos hacer. Al pediatra le pedí que me diera un contacto para una terapista del habla, pues pensé que al conseguir que mi hijo aprendiera a hablar, podría comunicarse mejor y así evitaría las frustraciones y gritos.

Pero lo que yo no sabía era que ese día me encontraría con la realidad. Sabría cuán lejos estaba yo de lo que, hasta ese día, pensaba era algo sencillo de resolver.

Ese día me atendió la enfermera ayudante de la doctora, quien luego supe, tiene un niño con autismo. ¡Tenía que ser! Si me hubiera visto el doctor me seguiría diciendo que la razón por la que mi hijo no hablaba o interaccionaba con otros era porque yo estaba hablándole dos idiomas a la misma vez, español e inglés, y lo tenía confundido. Después de todo eso era lo mismo que me decía cada vez que íbamos a ponerle las vacunas y él lo examinaba.

La enfermera le preguntaba a Herie su nombre y él no contestaba. Le hablaba y él estaba muy feliz mirando hacia todos lados cantando una canción de *Blues Clues*, le pidió que fuera a abrir la puerta y él ni le hizo caso. Ella entonces me preguntó si Herie tenía algún contacto visual, y yo le conteste que sí, pero que no siempre. Me preguntó si Herie brincaba de puntillas y movía sus manos como si estuviera volando y le contesté que el no movía sus manos como volando, pero si aplaudía y brincaba de puntillas cada vez que se emocionaba o veía televisión. Además le gustaba hacer un sonido con su boca bien peculiar en cualquier momento. Era como "tacatacataca". Yo veía esto como normal pues Herie tenía este comportamiento todo el tiempo. Ese día no sé que pasó, cuando ella seguía llamándolo y él no respondía, y cuando ella le enseñó sus zapatos que tenían unos muñequitos y el comenzó a brincar en puntillas de la emoción y comenzó a aplaudir, de repente ya no lo veía yo como si fuera algo lindo, mi corazón comenzó a pompear mas rápido, sentí que sudaba y comencé a llorar. Era como si alguien me hubiera puesto un reloj despertador con una alarma fuertísima que me hiciera despertar y darme cuenta que Herie no era normal. ¿Cómo fue que nadie me lo había dicho antes? Es ese instinto de madre que te dice que hay algo mal. Es ese mismo instinto que muchos doctores pediatras no creen, que nos hacen sentir como hipocondríacas o como madres obsesivas. Fueron muchas las veces que vine a la misma clínica y siempre me dijeron que no era nada, que infecciones de oídos eran comunes, que había que ponerle sus 4 o 5 vacunas el mismo día, que la razón por la que nuestro hijo no hablaba era porque lo confundíamos por ser bilingües. ¡Por favor!

A todos esos padres que lean este libro recuerden que hay una razón por la cual tenemos este instinto para con nuestros niños. Si ven que su pediatra no les cree, no cometan el mismo error que yo cometí. Si hubiéramos sabido que todas estas enfermedades y problemas de comportamiento tenían algo en común, otra hubiera sido la historia. Yo he escuchado de padres en Puerto Rico que han pedido aguantar las vacunas hasta que estén seguros de la salud de sus niños. Y las enfermeras con la vacuna en la mano, les han amenazado con llamar al departamento de servicios sociales o de hasta quitarle los niños. Pero, ¿hasta dónde vamos a llegar? ¿Cuántos niños más deben tener autismo para darnos cuenta?

Herie tenía dos años y medio cuando por primera vez escuché que alguien me mencionara la palabra AUTISMO. Dos meses después, el 6 de Diciembre del 2007, escuchamos de la voz de Dr. Williamson el diagnóstico. Nuestro niño tenia Trastorno Generalizado del Desarrollo No Especificado ("Pervasive Developmental Disorder not otherwise specified" o PDD-NOS).

El Departamento de Salud y Servicios Humanos de Estados Unidos define el autismo y el trastorno generalizado del desarrollo no especificado ("Pervasive Developmental Disorder Not Otherwise Specified" o PDD-NOS) como **trastornos neurológicos** que afectan la habilidad del niño de comunicarse, comprender el lenguaje, jugar y relacionarse con los demás.

Capítulo 3: La Dieta

Ya, con el diagnóstico, comenzamos a investigar de qué se trataba todo esto del autismo. Por donde deberíamos empezar. Pensábamos de todo en ese momento. Nos imaginábamos lo que sería su vida escolar, lo más seguro, en programas de educación especial. Nos aterraba la posibilidad de algún día verlo recluido en una institución, como nos habían mencionado.

Sin saber que a hacer, me senté en frente de la computadora a leer todo lo que encontraba por la Internet con respecto a autismo.

Encontré tanta información que me sentí intimidada. Como no sabía nada de lo que era autismo, no tenía tampoco las palabras indicadas para hacer una búsqueda significativa. Recuerdo que todo lo que buscaba era relacionado a "síntomas de autismo". Si hubiera sabido entonces lo que ahora sé, quizás hubiese escrito "tratamientos de autismo" y mis respuestas hubieran sido mucho más alentadoras en ese momento. En fin, mi cabeza estaba muy llena de pensamientos dolorosos en esos momentos. Ya no podía ni leer en la computadora. Pensé que era una mejor idea si buscaba información en libros.

El sábado próximo, ya pasados dos días después de haber obtenido el diagnóstico, fui con mi amiga Selimar a una tienda de libros. Selimar, según me dijo, había escuchado la historia de una mujer famosa que había recuperado a su hijo del autismo. Sin pensarlo dos veces le pedí que fuéramos a comprar el libro. De seguro, esta mujer tenía alguna información que yo pudiera usar para también hacer algo por Herie.

Mi visita a la tienda de libros, fue el primer choque con mi nueva realidad. El libro, se encontraba en la sección de niños con *necesidades especiales*. Sin detenerme a pensar en los sucesos y en la forma en cual la vida me había llevado hasta allí, tomé el libro y lo compré.

En sólo unas horas, ya lo había leído por completo.

Fue al leer este libro que conocí acerca de La Dieta. De hecho, no solamente aprendí que había una dieta, sino que había muchas cosas más que podía hacer por mi hijo y que había otros padres que ya lo han tratado anteriormente y les resulto. ¡Los niños se recuperaban del autismo!

De repente, todo cambió. La esperanza pudo más que mi dolor en ese momento. Si había algo que yo pudiera hacer para que mi hijo saliera del autismo, yo estaba dispuesta a hacerlo.

El libro hablaba de dietas, suplementación, tratamientos para bacterias en el tracto intestinal, tratamiento para eliminación de metales y toxinas entre otros. Yo no me hubiera imaginado jamás que autismo tenía algo que ver con todas estas condiciones médicas. Para mi sorpresa, había cosas que yo podía comenzar desde mi casa inmediatamente.

La Dieta. Esta dieta que se mencionaba, se basaba en un régimen alimenticio libre de gluten y caseína.

Generalmente, los niños con autismo no producen suficientes enzimas digestivas. El carecer de enzimas digestivas significa que su sistema digestivo no está completo y que los alimentos no se digieren en su totalidad. En especial los alimentos derivados de la leche o la harina. Las proteínas correspondientes a estos alimentos, el gluten (harina) y la caseína (leche) sólo son digeridas parcialmente. Estas proteínas no completan su digestión y se convierten a su vez en sustancias con efectos parecidos a la droga. El cuerpo absorbe este tipo de proteína parcialmente digerida. Es por esto que estos niños se les hace bien difícil poder dejar de comer estos alimentos. A los 3 años de edad, ya han creado una adicción.

Muchas páginas en el Internet coincidían con el libro en que los niños deberían mantener esta dieta. Era impresionante leer testimonios de otros padres donde decían que sus hijos cambiaban y enseñaban progreso una vez se siguiera esta dieta. Casi todas las recomendaciones daban por lo menos 10 días para ir quitando poco a poco los productos con gluten y caseína de la dieta.

Al día siguiente, compré un par de sustitutos para la leche y el pan y me di a la tarea de comenzar de una vez y por todas. Fue un domingo, Diciembre 9 del 2007 cuando comenzamos con la dieta.

La leche de vaca se la cambié por leche de almendra, el pan se lo quité y todo lo demás que tenía harina lo aguanté hasta que consiguiera sustitutos.

La leche de almendra puede que no sea el mejor sustituto pues muchos niños tienen también sensibilidad y/o alergias a las almendras. Si hubiese sabido lo que ahora se, hubiera cambiado la leche por leche de papa y/o leche de cabra.

Al principio, Herie odió no poder tomar su leche y gritaba toda la noche. Cuando le llevaba su biberón con la leche de almendra me tiraba el biberón al suelo. Gritaba inconsolablemente. Tanto así, que en varias ocasiones me vi tentada a darle su leche de vuelta. Pero gracias al apoyo de mi esposo quien siempre me ha ayudado a mantenerme fuerte, pude aguantar la tentación.

Por los siguientes 3 días fue como una locura en nuestra casa. Esta persona tan pequeñita y tan tierna, de repente, ¡se convirtió en un pequeño monstruo! Gritaba, corría por la casa, se quedaba sin moverse mirándose a la pared, daba vueltas, era agresivo, lloraba, no dormía, no comía bien, tenía diarreas y el poco contacto visual que tenía, lo había perdido por completo. Podía jurar en ese momento, que en vez de haberle hecho algo bueno, le estábamos haciéndole un daño a nuestro pobre hijo.

Hallaba consuelo al leer y escuchar de otros padres que habían pasado por lo mismo. Al parecer, es muy normal que estos niños tengan este tipo de comportamientos mientras su cuerpo se ajusta al cambio de romper con la adicción a las proteínas parcialmente digeridas. Lo más sorprendente para mí, era saber que a otros niños típicos, el quitarle la leche no les hacía nada, mientras que mi hijo se transformaba.

¿Qué más evidencia se necesita para comprender que el autismo tiene relación con problemas biológicos? Mi teoría, basada en lo que vi en mi primera semana de La Dieta, es que arreglando estos problemas biológicos, veríamos progreso en el autismo de Herie. Decidimos no dar vuelta atrás y comenzamos a combatir poco a poco los problemas biológicos que tanto estaban afectando a Herie.

Luego de 4 días en La Dieta, le llamé: "Herie!" y volteó su rostro hacia mi. ¡Mi hijo me miró! Por primera vez en sus dos añitos y medio de vida, ¡mi hijo me miró directamente a mis ojos cuando llamé a su nombre!

Para padres con niños en el espectro, esto es un momento súper especial. Nosotros extrañamos esa conexión que existe cuando los niños responden a nuestro llamado. Cuando somos capaces de comunicarnos con nuestros pequeños aunque sea por medio de una mirada, sentimos una alegría inmensa, y más que eso, un sentimiento de victoria. Así lo puedo describir. Ese momento fue nuestro primer momento victorioso en nuestro paso por el autismo con Herie.

Su contacto visual comenzó a ser mucho mejor y más prolongado. En una actividad a la que fuimos el sábado próximo, 6 días después de haber comenzado La Dieta, notó a unos niños que jugaban cerca de nosotros. Estos corrían y se tiraban al suelo jugando. De la nada, Herie me suelta la mano, se va corriendo y se tira al suelo con los niños riéndose. Miré a mi esposo, quien se encontraba igual de atónito que yo viendo lo que pasaba. Por fin. ¡Una señal de que íbamos por buen camino!

Para una puertorriqueña como yo, la cual mantiene una dieta "balanceada" que se basa en un plano alimenticio mayormente de arroz, habichuelas, pan y café, era casi imposible pensar que mi hijo debería de dejar de tomar leche y no comer pan. Así que, me puse mis pantalones y comencé a explorar e inventar en la cocina. El primero en probar era mi esposo.

Como dice mi mamá, es fácil decirlo pero hacerlo es otra cosa. No niego que La Dieta es un sacrificio increíble. Pues cada vez que salimos, yo tengo que llevar conmigo la comida para nuestro hijo. Además debe ser algo parecido a lo que hay en el sitio donde vayamos. Por ejemplo, si vamos a un cumpleaños, yo le llevo un pedazo de pastel y su helado, si vamos a un BBQ, le llevo sus "hot dogs" y así por el estilo.

Es difícil y sacrificado, pero no es imposible. A veces me irrita tanto cuando oigo a algunos padres que dicen que la única razón por la que no tratan la dieta es porque es difícil. Nada es fácil en el proceso de recuperar a nuestros niños. Si hay algún rayito de esperanza de que su hijo pueda sentirse mejor y recuperarse, vale la pena tratarlo.

Desde que comenzamos la dieta, nuestro hijo no ha vuelto a tener infecciones de oído. Las infecciones de oído que tanto agobiaban a nuestro hijo, las enfermedades que siempre nos mantenían en el pediatra, se fueron. Yo no puedo estar más contenta, pues nuestro hijo ya está mucho más saludable. ¡Créanme cuando les digo que vale la pena tratar!

Ya llevamos más de dos años y medio y nuestra dieta la cual ha cambiado mientras Herie ha ido mejorando pero los alimentos básicos son vegetales y carnes naturales (no procesadas y sin hormonas ni antibióticos), algunos granos dependiendo su tolerancia, leche de cabra, casi nada de azúcar, mucha agua y jugos sin azúcar añadida- los cuales casi siempre diluyo con agua para bajar el contenido de azúcar - utilizo endulzados derivados de Stevia. Uso mucho la calabaza para hacerle rellenos con carne molida, también las plantillas de arroz son muy buenas para hacerle burritos o quesadillas (¡hay quesos hechos de arroz!).

Para más información sobre dietas y productos fáciles de conseguir visite el grupo de apoyo en Yahoo groups curandoelautismopr (http://health.groups.yahoo.com/group/curandoelautismopr/) o los grupos de Curando el Autismo en Facebook y Tweeter. Puede además leer el artículo en el apéndice llamado : "Entendiendo la dieta sin gluten ni caseína."

Bueno, el punto es que hay que tratarlo y dar la batalla. Cada vez que me encuentro en la cocina con todos los ingredientes y cocinando por un par de horas para preparar comidas en grandes cantidades para los próximos días, sólo tengo que mirar a mi hijo y ver lo mucho que ha progresado, eso es lo que me da ánimo para seguir haciendo y llevando la dieta. Y quien sabe, ¡a lo mejor hasta yo me pongo en forma y más saludable también!

Es importante remover todos los alimentos que puedan estar causando algún tipo de alergia o inflamación dentro del cuerpo de nuestros niños. Debe hablar con su doctor o el pediatra que atiende a su hijo para que les haga las pruebas de alergias e intolerancias (IGg y IGe). Mientras tanto, si no tiene como hacer las pruebas o con quien hacerlas, quite los productos lácteos, trigo y granos completos de la dieta y luego de un tiempo vaya quitando además los alimentos que usted crea que no le están haciendo bien. Busque por áreas rojas en la carita o en su cuerpo, cambios drásticos en comportamientos, dolores de estómago y diarrea o estreñimiento. A continuación, los resultados de las pruebas IGg de nuestro hijo. Fueron estos resultados los que nos ayudaron a decidir que alimentos eliminar al principio de su dieta.

Alletess Medical Laboratory
216 Pleasant Street
Rockland, MA 02370

COMPREHENSIVE FOOD PANEL
IgG ELISA
Run Date: 10/30/2008

Toll Free (800) 225-5404
MA   (781) 871-4426
www.foodallergy.com

PATIENT INFORMATION

HERIE SOTO-ORTIZ
DOB: 04/26/2005
Requisition: 814044
Service Date: 10/29/2008

PROVIDER INFORMATION

BRYAN JEPSON MD
AUSTIN, TX 78743
Telephone: (512) 732-8400
Collection Date: 10/17/2008

TEST	SCORE	CLASS		TEST	SCORE	CLASS	
ALMOND	0.162	0		LETTUCE	0.155	0	
APPLE	0.155	0		LOBSTER	0.162	0	
ASPARAGUS	0.157	0		MALT	0.219	1	*
AVOCADO	0.148	0		MILK (COW'S)	0.245	1	*
BANANA	0.149	0		MUSHROOM	0.172	0	
BARLEY	0.166	0		MUSTARD	0.153	0	
BASIL	0.168	0		NUTRA SWEET	0.139	0	
BAY LEAF	0.144	0		OAT	0.216	1	*
BEAN (GREEN)	0.147	0		OLIVE (GREEN)	0.185	0	
BEAN (LIMA)	0.148	0		ONION	0.162	0	
BEAN (PINTO)	0.122	0		ORANGE	0.165	0	
BEEF	0.149	0		OREGANO	0.153	0	
BLUEBERRY	0.185	0		PEA	0.181	0	
BRAN	0.144	0		PEACH	0.150	0	
BROCCOLI	0.173	0		PEANUT	0.163	0	
CABBAGE	0.159	0		PEAR	0.164	0	
CANTALOUPE	0.184	0		PEPPER (BLACK)	0.178	0	
CARROT	0.172	0		PEPPER (CHILI)	0.153	0	
CASHEW	0.164	0		PEPPER (GREEN)	0.151	0	
CAULIFLOWER	0.157	0		PINEAPPLE	0.192	0	
CELERY	0.157	0		PORK	0.149	0	
CHEESE (CHEDDAR)	0.149	0		POTATO (SWEET)	0.162	0	
CHEESE (COTTAGE)	0.161	0		POTATO (WHITE)	0.157	0	
CHEESE (SWISS)	0.148	0		RICE	0.162	0	
CHICKEN	0.165	0		RYE	0.203	1	*
CINNAMON	0.122	0		SAFFLOWER	0.176	0	
CLAM	0.160	0		SALMON	0.156	0	
COCOA	0.197	0		SCALLOP	0.142	0	
COCONUT	0.198	0		SESAME	0.183	0	
CODFISH	0.177	0		SHRIMP	0.151	0	
COFFEE	0.403	3	***	SOLE	0.159	0	
COLA	0.172	0		SOYBEAN	0.222	1	*
CORN	0.217	1	*	SPINACH	0.154	0	
CRAB	0.151	0		SQUASH	0.142	0	
CUCUMBER	0.147	0		STRAWBERRY	0.198	0	
DILL	0.189	0		SUGAR (CANE)	0.198	1	*
EGG WHITE	0.153	0		SUNFLOWER (SEED)	0.145	0	
EGG YOLK	0.151	0		SWORDFISH	0.149	0	
EGGPLANT	0.175	0		TEA (BLACK)	0.202	1	*
GARLIC	0.192	0		TOMATO	0.166	0	
GINGER	0.158	0		TUNA	0.149	0	
GLUTEN	0.192	0		TURKEY	0.153	0	
GRAPE	0.161	0		WALNUT (BLACK)	0.184	0	
GRAPEFRUIT	0.171	0		WATERMELON	0.165	0	
HADDOCK	0.162	0		WHEAT	0.200	1	
HONEY	0.145	0		YEAST (BAKERS)	0.939	3	***
LAMB	0.155	0		YEAST (BREWERS)	0.546	3	***
LEMON	0.176	0		YOGURT	0.202	1	

La levadura (yeast) resultó ser una de las intolerancias más críticas, aun así, los otros alimentos que ocasionaban reacciones a nuestro pequeño (aunque no lo demostrara la prueba) los eliminamos también hasta que estuviéramos seguros de cómo manejarlos.

Lamentablemente no fue hasta casi un año después de que comenzamos la dieta que hicimos la prueba de intolerancias. Una vez eliminamos la levadura de su dieta, Herie nunca más volvió a tener diarreas. Las marcas rojas que estaban constantemente apareciendo en su carita, ya no eran tan comunes. Ya sus ojitos no estaban hinchados. Su ecolalia disminuyó considerablemente. Luego trabajamos eliminando algunos productos de granos enteros como el arroz marrón y el maíz no procesado (La leche de arroz esta hecha con arroz marrón). Este cambio ayudó muchísimo a disminuir aun más las alergias y a eliminar el eccema.

Además de la eliminación de alimentos a los que sean intolerantes, nuestros niños deben comer, si es posible, comida orgánica. La cantidad de preservativos y pesticidas utilizados en los vegetales y comidas convencionales pueden ser perjudiciales. Trate de mantenerse lo más lejos posible de productos con colorantes y endulzantes artificiales. Mantenga una dieta baja en azúcar. No todos los productos sin gluten y caseína son saludables, muchos contienen altos niveles de azúcar y se deben controlar. Piense siempre en lo más natural posible.

La dieta fue lo que abrió paso a la primera etapa de recuperación de nuestro hijo. Luego de haber estado más de un año cocinándole todos los días y preparando sus comidas puedo decir con certeza que es posible. Cada vez que nuestro hijo responde a su nombre, recuerdo la primera vez que lo hizo unos días después de haber comenzado la dieta. ¡Qué satisfacción saber que el esfuerzo no es en vano! Herie ha progresado muchísimo y su sistema digestivo se ha recuperado inmensamente al igual que la respuesta inmune en forma de alergias que constantemente lo atacaban. Poco a poco hemos podido salir de lo estricto de la dieta, pero todavía mantenemos los alimentos sin nada de leche de vaca, nada de granos enteros, no levadura y baja o no azúcar.

Ya se imaginarán, lo difícil que era para una mamá como yo que trabajo fuera de mi casa a tiempo completo y dejaba a mi hijo en un cuido de niños, preparar todas las comidas para el día incluyendo alguna que otra merienda. Además, tuve que hablar con las encargadas para que no dejaran que Herie jugara con plasticina "play-dooh" pues está hecha con harina y contiene gluten. Siendo en ese momento tan pequeño, podía ponérsela en la boca e ingerirla y podía intervenir en los esfuerzos de mantener la dieta sin trigo. Mi esposo y yo comenzamos a suplirle todos los materiales que necesitaban para Herie en la escuelita. Muchas veces, me escapaba del trabajo, el cual quedaba como a 20 minutos de distancia, para verificar que no le dieran nada a la hora del almuerzo que no fuera lo que yo le enviaba a la escuela. Se sorprenderían con la cantidad de veces que veía a alguien ofreciéndole galletitas y otras cosas. ¡Era tan difícil! Poco a poco las maestras fueron entendiendo el por qué de la dichosa dieta la cual yo les mencionaba todos los días. Ellas pudieron ver al igual que yo, el cambio de Herie en sólo unas cuantas semanas.

Capítulo 4: Viendo desde afuera

Escrito por Selimar

Hay veces que sin darte cuenta tus amistades pasan a ser como una familia. No sabes en qué momento sucede pero hay un momento determinante que te hace reconocer que el sentimiento va más allá de ser sólo un amigo más.

Luego de 5 años viviendo lejos de mi familia y compartiendo con amigas que al igual que yo eran solteras y sin hijos, conocí a Lorna. Somos polos opuestos en gusto y personalidad, pero por alguna razón me conoce más que todas las amigas con quienes he compartido por tanto tiempo. Desde el primer día que compartimos me sentí como si la hubiese conocido desde la infancia.

Se preguntarán que tendrá que ver nuestra amistad con mi experiencia con el autismo. Pues resulta, que a través de Lorna conocí a Herie Jesé. Un hermoso niño de 2 años de edad. Con unos ojos cautivantes, una sonrisa encantadora, con una atención a los detalles que me parecía impresionante y con destrezas envidiables por un arquitecto o ingeniero. ¡Un niño sacado de una revista!

La mayor parte del tiempo compartíamos en su casa. Recuerdo como ella se quejaba de las terribles rabietas de su niño cuando estaban en lugares públicos. Yo insistía que todos los niños se comportaban igual, sólo necesitaba algo con que entretenerse. ¿Cómo podía ser posible? Este era el niño más cariñoso que yo había conocido. La prueba de mi argumento era su excelente comportamiento en las fiestas de cumpleaños. Mientras los otros niños corrían, gritaban y rompían todo lo que encontraban en su camino, el de Lorna se sentaba en una esquina a jugar hasta la hora de irse. Para mí, ¡un niño ideal!

Pasado un año de conocerlos, comencé a vivir con ellos sus emociones y sus tristezas. Recuerdo las tantas veces que salimos a cenar y Lorna terminaba en el carro con el niño que no paraba de gritar hasta que saliera del lugar. La cantidad de veces que el niño sufría infecciones, diarreas y vómitos. Una noche Herie estaba enfermo con infección de oídos y era la hora que le tocaba su dosis de medicamentos. Lorna lo sentó en el tope de la cocina mientras preparaba la dosis a darle. Su papá esperaba la señal para aguantarlo y darle el medicamento, Lorna miró a Herie a los ojos y le dijo: "creo que la leche le cayó mal otra vez". Dicho esto, no pasaron 30 segundos cuando Herie vomitó toda la leche que había tomado. Le pregunte a Lorna si Jesé estaba enfermo del estómago, y ella me contestó que no. Me explicó que habían cambiado a otro tipo de leche a ver si le hacía mejor pero al parecer no había sido un buen cambio.

Mi vida cambió grandemente unos meses después de este episodio, el día de la fiesta de navidad de mi trabajo, Diciembre 7, del 2007. El evento, era una cena formal en un restaurante. Como mi esposo no podía asistir por cuestiones de trabajo, invité a Lorna. Pensé que podía ser nuestra oportunidad de tener un "ladies night out". Después de todo, necesitábamos alguna excusa para compartir y conversar un rato, algo que hace mucho tiempo no pasaba. Para mi sorpresa, Lorna no sólo accedió a ir a la cena conmigo sino que decidió pasar la noche en mi casa. Eso era inusual para ella pues siempre se encontraba perdiendo noches con Herie y teniendo muchos días pesados los cuales impedían que pudiera participar de este tipo de eventos. Mucho menos quedarse fuera de su casa.

Yo por mi parte, estaba emocionada por que realmente sería una noche de chicas, una noche INOLVIDABLE. Comenzó con la llegada al restaurante. Al entrar di gracias a Dios que Lorna estaba conmigo. Ni uniendo las edades mía y la de Lorna podríamos pasar la edad del más joven en la mesa. ¡Qué alegría que Lorna había aceptado mi invitación!

Al terminar la cena, mientras caminábamos fuera del restaurante, notamos que había un remolcador de autos al otro lado de la calle. ¡Mi carro no estaba! Había estacionado el carro en zona prohibida y se lo habían llevado al garaje municipal. ¡Qué noche! Mientras la mayoría de mis compañeros pensaron que se acababa el mundo, Lorna y yo sonreíamos al no creer que nos pasaba todo en nuestra noche especial. Rápidamente buscamos solución al problema. Al fin, así es Lorna, siempre buscando la solución, nunca dejando que el problema la haga caer. Quizás, después de todo, sí tenemos algo en común. No nos dejamos amilanar por los problemas. En unos minutos, averiguamos a donde se habían llevado el carro, conseguimos el dinero y transportación hasta el lote y llegamos a mi casa. Pero mi noche no había terminado.

Al llegar a la casa, nos cambiamos de ropa y nos sentamos frente al televisor. Recuerdo exactamente hasta cómo y en qué posición me encontraba sentada cuando Lorna comenzó a hablar de Jesé. Me dijo que habían ido a ver un especialista. Que habían diagnosticado a Herie con autismo.

Yo sin poder decir ni una sola palabra le miraba las lágrimas que salían de sus ojos mientras me contaba como el médico llamaba a Herie Jesé por su nombre sin recibir respuesta alguna. Que le daba juguetes y que él los organizaba por colores o formas sin dudar un segundo. Todas esas destrezas que yo veía como buenas cualidades eran en realidad características autistas. Y yo aun sin poder decir nada que pudiese aliviar ese dolor, la tristeza que momentáneamente invadió sus ojos.

Es imposible describir un momento así. El sentir que tu mundo se te viene encima, y un segundo más tarde darte cuenta que ni siquiera es tu mundo, que es el de otro pero que duele igual. Entender, que el dolor que yo sentía en ese momento, aunque grande, jamás pudiese compararse con el que ella sentía. El sólo mirarla a los ojos aceleraba los latidos de mi corazón. Tenía una mezcla de emociones pero sólo salía de mis labios un: "ay Lorna…" con un lamento en la voz que salía de lo más profundo de mi estómago. Aunque por dentro quería decir tantas cosas, la realidad es que todas eran para mí. Sentía que mi corazón se había achicado, no podía respirar. Mientras más ella hablaba de su cita médica, más dolor sentía yo en mi pecho y más culpable me sentía. No era yo quien necesitaba consuelo en eso momento sino ella, pero no se lo podía dar. No sabía si me había bajado la azúcar en la sangre, si el aire central se había dañado o si esa noche fue particularmente caliente, pero así la sentí. Lloramos el resto de la noche. Al final creo que eso era lo que necesitaba y no un discurso de mi parte tratando de hacerla sentir mejor. ¿Quién se puede sentir mejor? Nos fuimos a la cama cuando el cansancio nos venció. Demás esta decir que no dormí bien. Lo que quedaba de la noche, la pase pensando en distintos momentos en que compartí con Herie Jesé y en cómo podía estar tan ciega de no darme cuenta de su condición. ¿Cómo no pude ver antes lo que ahora me resultaba tan obvio? Una mezcla de coraje, culpa y tristeza me acompañó toda la noche.

Por fin salió el sol. Decidí levantarme y preparar un buen desayuno. Para mi sorpresa, cuando abrí la puerta, ya Lorna estaba en la computadora con un listado de lo que quería hacer antes de regresar a su casa. Comer un buen desayuno en un café cerca de mi casa y comprar su primer libro de autismo. Ella no se iba a quedar con los brazos cruzados. Herie tenía autismo y había que hacer algo al respecto.

En los meses a seguir conocí más de Lorna de lo que no había conocido en más de un año. Una fortaleza extraordinaria con un corazón delicado y dulce. No hay otra forma de explicarlo.

Tan pronto como el lunes próximo de obtener el diagnóstico, Lorna se acercó a mí para contarme de esta teoría acerca de las vacunas, cómo afectan el sistema inmune y los problemas en el sistema digestivo que posiblemente con un cambio en la dieta el niño podría mejorar grandemente. Pensé que se había vuelto loca, que en su momento de desesperación quería creer cualquier cosa. ¿Cómo una científica como ella se había dejado convencer de tal cosa sin ninguna prueba? No le dije que se había vuelto loca, pero le dije que lo peor que podía pasar era que no funcionara. Que lo intentara.

La próxima vez que hablé con ella, ya había cambiado toda su despensa. No sé como lo hizo pero así es Lorna. Nada es un obstáculo si es por el bienestar de un ser querido, sobretodo su hijo. No recuerdo cuanto tiempo pasó hasta que vi a Herie nuevamente. Lo note más alegre de lo normal y por primera vez sentía que me estaba mirando. Era una mirada distinta, detrás de esos hermosos ojos había alguien que sabía que yo estaba ahí. Su mirada me llegó al corazón. Por primera vez comencé a cuestionar si en realidad había la posibilidad que esto se podría combatir. Lorna seguía buscando información sobre dietas, médicos, charlas, todo lo que estuviese a su alcance y que de alguna manera u otra le pudiese ayudar.

Luego de aproximadamente un mes de yo haber visto a Herie por última vez, fui a su casa a una barbacoa y donde habían varios amigos. Para mi sorpresa, Herie Jesé estaba jugando con una bola, miraba a todo el mundo a los ojos y no vio televisión en ningún momento mientras yo estuve allí. No lo podía creer. No había duda alguna, algo bueno estaba pasando con esa dieta.

El no ver al Herie de seguido, me permitió ver los cambios drásticos que daba. Para otras personas que tienen niños sin ningún problema de desarrollo, a veces les resultan insignificantes estos cambios. Pero para mí, son logros increíbles, que demuestran que absolutamente todo a nuestro alrededor tiene un impacto en nuestro cuerpo y para Herie Jesé ese impacto es exponencialmente mayor. No recuerdo en qué momento Jesé pasó de ser un niño enfermizo a un niño completamente saludable. Sucedió de forma gradual pero determinante.

Con el progreso, veía como las energías y las ganas de luchar de mi amiga aumentaban. Había una luz al final de la tormenta que se podía ver, aunque difícil de alcanzar. Esta fortaleza sólo duraba hasta que se encontraba con otro obstáculo, otro cambio de dieta u tratamiento justo cuando por fin comenzaba a dominar la rutina anterior.

A pesar de haberlo visto en todas las madres que he conocido, mi amiga lo hizo obvio. Cuando una madre tiene un hijo en peligro, lo que es imposible para el resto del mundo es sólo una tarea más para la ella.

Las luchas no fueron sólo con la dieta sino también con el seguro médico y el tipo de educación que Herie Jesé debía y/o podía recibir. Quizás piensen que esto es demasiado e imposible de lograr, pero yo he visto una mujer determinada que balancea el trabajo que le permite costear los gastos de los tratamientos y dietas especiales con la lucha constate contra el resto del mundo que no reconoce que muchos de estos niños pueden mejorar. Nadie dice que será fácil. Han sido mucho los momentos frustrantes, tristes y de desahogo; los momentos de llanto y el sentimiento de que no te quedan energías estarán ahí. Con cada llanto y desahogo son más la fuerzas que veo en Lorna, es como si ese pesar que la limita a seguir adelante saliese de su cuerpo aunque sea temporeramente. Los padres de niños con autismo tienen más fuerza y poder de lo que reconocen, es el deseo de darle a sus hijos la mejor vida posible.

No me queda duda de que el final de la historia será uno feliz. Las probabilidades de que Herie llegue a tener una vida normal son muy altas. Y aunque todavía queda trabajo por hacer para su completa recuperación, no dudo que sea posible. Los cambios que he visto, son prueba de que cada día su desarrollo da un paso en la dirección correcta. La esperanza no la pierdo, y mi apoyo y amistad siempre estarán ahí para mi amiga y su familia.

Capítulo 5: Entre una cosa y la otra

A mediados de enero del 2008, Herie tuvo una evaluación del programa ECI (Early Childhood Intervention) del departamento de educación de Katy TX. Este programa está diseñado para brindarles educación especial y terapias a niños de 1 a 3 años de edad con alguna dificultad en el desarrollo.

La persona que condujo la evaluación, estuvo con nuestro hijo todo el día en la escuelita donde él asistía diariamente. Al final de la evaluación, esta persona, sometió sus comentarios y sus sugerencias a las maestras y encargadas para que ellas pudieran trabajar mejor con nuestro niño en este ambiente. También sometió la evaluación a ECI. Estos revisan la evaluación y deciden cuales terapias ofrecerían a nuestro hijo.

Entre otras observaciones, la representante de ECI notó que Herie no podía manejar la transición de una actividad a la otra. Sugirió que una de las maestra le avisara a nuestro hijo cuando terminaba una actividad y comenzaba la otra. Esto podía ser posible por medio de fotos o dibujos. La maestra debería enseñarle al niño una foto o dibujo de la próxima actividad unos minutos antes de terminar la que estaban haciendo en esos momentos. De esta forma, el cambio no era tan drástico. Había que esperar unos minutos a lo que el niño se adaptaba a la idea de que lo que estaba haciendo en ese momento debería culminar para comenzar la próxima actividad. Además, se recomendaba, que hubiese una persona dedicada a retener a Herie con el grupo durante las actividades y a buscarlo cuando se quisiera alejar. Por encima de todo esto, se les aclaró una vez más la necesidad de mantener a nuestro hijo fuera de comer cualquier cosa que no estaba en su dieta.

La evaluación se terminó a las 2:00PM. A las 4:00PM, recibimos una llamada de la directora de la escuelita. Nos pidió que pasáramos lo antes posible para a discutir los resultados.

Así lo hicimos. Fuimos bien contentos pensando que por fin, alguien, además de nosotros, ya sabía los problemas y necesidades de nuestro hijo y estaría dispuesta a ayudarlo.

Todo lo contrario. La directora ni las maestras tenían el más mínimo interés de tomar las recomendaciones del programa ECI. Para nuestra sorpresa, la reunión era para decirnos que lamentablemente nuestro hijo debería ser removido de su escuela. La directora nos explicó que sus maestras no podían dedicar el tiempo que se necesitaba solamente para nuestro hijo. ¡Fue como un golpe de agua fría!

En el grupo había unos 10 niños. Tenían una maestra y dos asistentes. Siguiendo las reglas y recomendaciones de ECI, Herie necesitaría casi todo el tiempo de una maestra durante el día, lo que sería injusto para los otros niños que estaban pagando el mismo precio por estar allí.

Mi frustración era tan grande y mi coraje era tal que no creo que escuché nada más de lo que dijo esa señora. Al final se lamentó mucho por no poder ayudarnos.

Sentí tanto dolor en ese momento. Sentí que todo este tiempo había dejado a mi niño en un sitio donde no podían hacer nada por él, un sitio donde él significaba sólo un cheque y nada más. La directora nos dio una semana para buscar otro sitio de cuido para Herie. Dijo que podíamos dejarlo allí por una semana más hasta que encontráramos otro sitio para él. Y ella se creía que luego de lo que nos había dicho, le íbamos a dejar a mi hijo. ¡Ni locos!

Salimos de su oficina y fuimos inmediatamente a buscarlo en su salón. Estaba en una esquina jugando con bloques. Solo.

Sin decir una palabra más, lo tomé de su manita, recogimos sus pertenencias y nos fuimos. Pedí una semana de vacaciones en mi trabajo y comencé mi búsqueda para un nuevo cuido donde pudieran seguir las recomendaciones de ECI y ayudarnos con la educación y el desarrollo de nuestro pequeño.

Buscamos incansablemente. Nos encontrábamos haciendo investigaciones día y noche para encontrar el mejor sitio para nuestro hijo. Así fue que encontramos la Westview School en Houston, Texas. Finalmente, encontramos una Escuela Especial para niños autistas. ¡Me asustaba tanto! Sólo el hecho de que dijera "especial" me daba tanto miedo. Miedo a este mundo al que iba a entrar donde todo era desconocido. Un mundo al que creí nunca tener que entrar. Hasta ese momento, nuestro hijo estuvo siempre rodeado por niños neurotípicos. Sería la primera vez que estuviera en un grupo con otros niños con autismo.

Westview es una escuela para niños en el espectro de autismo que atiende desde el nivel pre-escolar hasta el séptimo grado. Cuenta con más de veinte años de experiencia y un grupo de maestros y terapistas del habla y ocupacionales excelentes de los cuales siempre estaremos agradecidos por haberle dado a nuestro niño la oportunidad de comenzar allí su paso por autismo.

El grupo era más pequeño. Solo había en su clase 4 niños y dos maestras. Nuestro hijo parecía estar mucho más cómodo allí. Ni siquiera lloraba al dejarlo en su escuela.

Las clases en Westview eran de tres horas todas las tardes de 1 a 3PM. En la mañana, nuestro hijo recibía terapias del habla y ocupacional en la casa y en la tarde iba a Westview. Una vez cumplió los 3 años, entonces fue elegible a participar del programa del departamento de educación llamado ECAP (Elemental Childhood Autism Program). Fue en Mayo del 2008 donde comenzó medio día en ECAP y medio día en Westview.

El único problema es que un sitio quedaba a más de 30 minutos del otro (*Alguna similitud con su ustedes las otras madres que corren todo el día de terapia en terapia es pura coincidencia*). Nuestra rutina diaria incluía, escuela pública en la mañana, manejar veinte minutos e ir al trabajo, salir a la hora del almuerzo y manejar de vuelta buscarlo en la escuela pública. De ahí, manejábamos treinta minutos a Westview y me regresaba al trabajo. Trabajaba un poco menos de 3 horas y salía a buscarlo a Westview para regresar a casa. Se dan cuenta ahora, cuando les digo que es casi imposible mantener un trabajo a tiempo completo fuera de la casa.

Esta fue nuestra rutina por los siguientes 7 meses.

Capítulo 6: De Texas a Florida

En busca de los mejores DAN! Doctors en Estados Unidos, llegué a encontrar a Dr Kartzinel. Uno de los DAN! Doctors más reconocidos por haber sido parte de la recuperación de varios niños con autismo. Su oficina se encontraba en Florida, EU. Llamé para pedir consulta y recibí la noticia de que la espera era de aproximadamente 2 años. ¡Increíble!

La larga espera, es la otra de las barreras para los padres de niños en el espectro de autismo.

De todas maneras di mi nombre y me añadieron a la lista de espera. Todavía, estoy esperando…

Unos días después de haber comenzado en Westview, recibí una invitación por correo electrónico para asistir a una pequeña conferencia en Ponte Vedra, Florida donde Dr. Kartzinel junto a la Dra. Buckley, darían una charla para padres que querían comenzar la intervención biomédica pero todavía estaban en la lista de espera como yo.

Decidimos que mi esposo se quedara con nuestro pequeño y compramos un pasaje para mí. El día de la conferencia llegó y allí estaba yo. Pensé que si Dr. Kartzinel veía el esfuerzo que yo había hecho para poder verlo y hablar con él, quizás me moviera más arriba en la lista de espera. Quizás podría verlo antes del tiempo establecido.

Cuando allí llegue, no podía creer lo que vi. Lo que yo pensaba iba a ser una gran conferencia, era sólo un cuarto pequeño con aproximadamente 30 personas. ¡WOW! Dos de los mejores doctores DAN! estaban allí en frente de mí y yo tenía el espacio y el tiempo para preguntarles lo que fuera. Creo que me sentía como si estuviera viendo celebridades. Ellos podían hacer algo por mí y yo no podía esperar a escuchar lo que tenían que decir.

Luego de unos cuantos minutos, Dr. Kartzinel tomó un papel en sus manos y preguntó: "Quién es la mamá que vino desde Houston, Texas?" Yo miré a todos lados y me imaginé que hablaban de mí, después de todo, yo había viajado desde Houston. Como si hubiera hecho algo malo, asustada de que después que hize lo imposible para llegar allí, me sacaran o algo, no sé. En ese momento tuve pensamientos medio locos corriendo por mi mente.

Levanté mi mano.

Todos los demás presentes eran padres que vivían en el área o estados limítrofes, menos yo. ¡Que manera de hacerse notar! Yo siempre me he caracterizado por ser un poco revoltosa y quizás hasta un tanto ruidosa pero en ese momento me sentí pequeñita como cuando uno se siente fuera de sitio.

Para mi sorpresa, Dr. Kartzinel sólo sonrió y me agradeció el esfuerzo de haber llegado allí. Creo que este esfuerzo resultó en mi pase para poder hablar con Dr. Kartzinel personalmente, y así lo hize.

Demás esta decir que en solamente dos horas de conferencia obtuve información que cambiaría nuestras vidas. Todo desde dieta, suplementos, quelación de metales, detoxificación, y donde y como hacer todo tipo de pruebas para descifrar cualquier condición que Herie pudiera tener.

Aquí escuche que nuestros niños nacen susceptibles a cambios drásticos al ambiente, toxinas, metales, pesticidas, y todas esas cosas que sabemos que son perjudiciales pero las aguantamos de cualquier manera. ¿Pues que creen? ¡Ellos no pueden aguantarlo! Muchos son incapaces de metabolizar antioxidantes naturales. Esto crea una discrepancia en sus metabolismos para limpiar el cuerpo de toxinas. Muchos tienen cero tolerancia a viruses inyectados en las vacunas por causa de tener una súper baja resistencia inmunológica.

Arreglando estos problemas, poco a poco se recuperan del Autismo. Nuestros niños, que como el mío, no habían nacido autistas, tienen condiciones médicas que a su vez producen su autismo.

Sé que el decir lo que digo en este libro puede sonar controversial para mucha gente, pero fue allí, en esa charla, donde aprendí que mi niño al igual que otros en es espectro podían recuperarse del autismo una vez se resolvieran estos problemas médicos.

La teoría, que cada día es más una realidad- por lo que podemos ver en la recuperación continua de estos niños- es, que una vez arreglemos todas las condiciones médicas (coexistentes), los comportamientos autistas disminuyen. Muchas veces son tan disminuidos hasta el punto en el cual dejan de existir. El niño se recupera hasta salir del espectro de autismo y dejar este diagnostico atrás. Pueden convertirse en niños sanos y a su vez tener una vida sin autismo.

Al final de la conferencia, tuve la oportunidad de hablar con Dr. Kartzinel y preguntarle su recomendación para algún doctor DAN! cerca de donde vivíamos. Me comunicó que antes de que él tuviera su oficina en Ponte Vedra trabajaba en un centro DAN! en Austin, TX. El nombre del sitio al que me refirió era Thoughtful House Center for Children **www.thoughfulhouse.org**.

Capítulo 7: Curando con Suplementación

Por fin llegó el día (Febrero 2008) de nuestra primera consulta en Thoughtful House. Tres horas manejando desde Houston, pensando y tratando de adivinar como sería este sitio donde los doctores realmente se interesaban en niños con autismo. Así como el nuestro.

Al entrar a la sala de espera, vimos otras tres parejas con niños que esperaban también para ver al Doctor. No es lo mismo estar en un sitio como este. No es como cuando uno va a ver a un pediatra. Normalmente, mientras esperas en una oficina del pediatra, escuchas los ruidos de niños llorando o riendo, sus mamás hablando por el teléfono celular o leyendo revistas, quizás diciéndole a sus hijos para que hablen, conozcan y compartan con los otros niños que allí acabasen de conocer.

No era lo mismo en esta sala de espera. Aquí, te sientas y no miras las caras de los niños, sino las de los padres. Puedes ver todo el sentimiento y pasión en sus rostros. Ves el cansancio fundido en sonrisas de esperanzas cada vez que sus hijos hacen algún ruido o pronuncian alguna palabra. Allí entre esos padres, estábamos nosotros. Igual. Llenos de esperanza. Seguros de que algo podíamos hacer para que nuestro pequeño supiera cuanto le amábamos. Que pudiera salir de esta nube que lo arropaba y no lo dejaba ver el mundo al que lo habíamos traído.

Nuestra esperanza creció más al ver que algunos niños que salían de la clínica y otros que llegaban, estaban tan avanzados.

Muchos ya iban sólo para un chequeo rutinario. Verlos como al entrar, nos saludaban. Al esperar, jugaban con los juguetes que allí estaban, corrían y se divertían. Hablaban. Al irse, se despedían.

Apareció la enfermera y nos llamaron a entrar. Como era de esperarse, Herie se negó a entrar. Pasamos unos cuantos minutos para poder convencer a Herie de que nada malo iba a pasar. Como siempre pasaba, Herie no entendía nuestras palabras. No importaba lo que le dijéramos, él, simplemente, no entendía.

La puerta de la oficina donde era la consulta no se veía desde la sala de espera. Había que pasar por un pasillo para llegar a la oficina. Herie no podía entrar al pasillo por más que tratáramos de persuadirlo. Así que mi esposo lo tomó en sus brazos con fuerza y lo entró a la oficina.

Al momento de nuestra visita a Thoughtful House, nuestro hijo todavía continuaba con episodios frecuentes de diarreas masivas. Siempre que salíamos traíamos 2 o tres combinaciones de pantalones, camisas, medias y zapatos para estar preparados en caso de que se presentara un episodio de diarreas. Sus gases estomacales eran fuertes y frecuentes. Viraba sus ojitos, brincaba de puntillas, daba vueltas, tenía una fuerte ecolalia y no dormía una noche completa. A esto se le sumaban sus problemas de interacción social, lenguaje y comprensión.

Tuvimos una entrevista extensa donde nos preguntaron sobre todo, incluyendo detalles e información desde el momento de su concepción hasta el presente. Nos preguntaron sobre el historial médico de nuestras familias y el nuestro. Preguntas sobre el tipo de trabajo que teníamos y hasta nos preguntaron si teníamos amalgamas. Me pareció un poco extraño el que preguntaran tanta cosa. A mi entender, no tenía ninguna relación con lo que tratábamos de hacer por Herie. No pasó mucho tiempo cuando comprendimos que cada una de esas preguntas cubría información sobre factores potenciales que intervenían en el autismo de nuestro pequeño.

Al finalizar la entrevista, se nos recomendó el continuar con la dieta libre de caseína y gluten. En adición, se nos recomendó el administrarle a nuestro hijo suplementos básicos como el aceite de pescado (Omega 3 y Omega 6), calcio, magnesio y multi-vitaminas.

Es importante asegurarse que estos suplementos no contengan nada artificial, **no preservativos, no gluten, caseína, colores ni sabores artificiales.**

Además, se nos refirió a una nutricionista que trabajaba en la misma clínica. Ella nos preparó un plan nutricional personalizado donde incluía bajar la cantidad de azúcar diaria, aumentar las proteínas y cambiar los aceites de cocinar a aceites como el de coco y cártamo.

Durante la primera cita, además, recibimos la lista de pruebas que debíamos hacerle a Herie. Las mismas, nos explicó el doctor, se hacen con el propósito de obtener información necesaria acerca de sistema metabólico del niño y de cualquier deficiencia de vitaminas, minerales y otros suplementos esenciales que pudiese faltar. Esta información es crucial para diseñar un protocolo biomédico personalizado, especial para las necesidades del niño.

Estas pruebas en específico son el análisis del perfil metabólico (Metabolic Análisis Profile MAP) y la prueba de los ácidos orgánicos (Organic Acid Test, OAT).

La primera prueba se hizo en Marzo del 2008. Los resultados mostraron que nuestro hijo tenía muchas deficiencias y anormalidades en su sistema metabólico. A continuación, parte del estudio metabólico realizado donde se refleja su increíble desbalance en los ácidos fáticos, baja energía celular y aparente mala absorción de nutrientes. Esto pudiera ser la causa de que su cuerpo no estuviera recibiendo los minerales y vitaminas que necesitaba para actuar y desarrollarse normalmente.

Patient: HERIE
SOTO ORTIZ
Age: 2
Sex: M
MRN

Order |
Completed: March 25, 2008
Received: March 18, 2008
Collected: March 15, 2008

Medical Center at Thoughtful House
Bryan Jepson MD
3001 Bee Cave Rd Ste 120
Austin, TX 78746

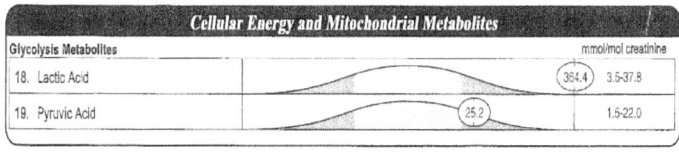

Figura 1: Niveles de ácidos Lácticos y Pirúvico antes de suplementación.

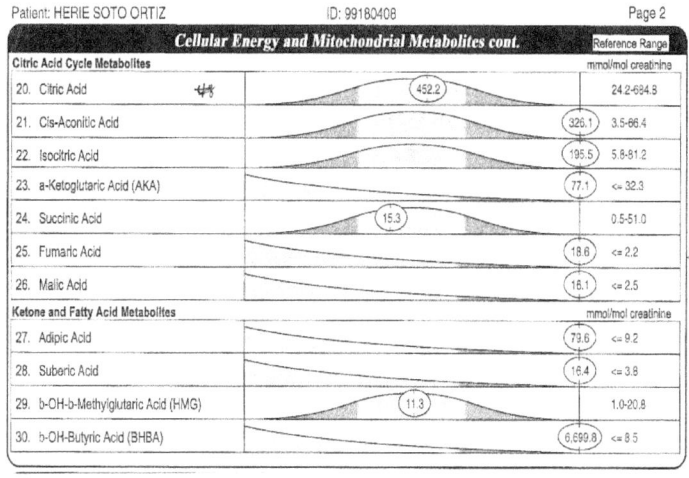

Figura 2: Energía celular y mitocondria antes de suplementación.

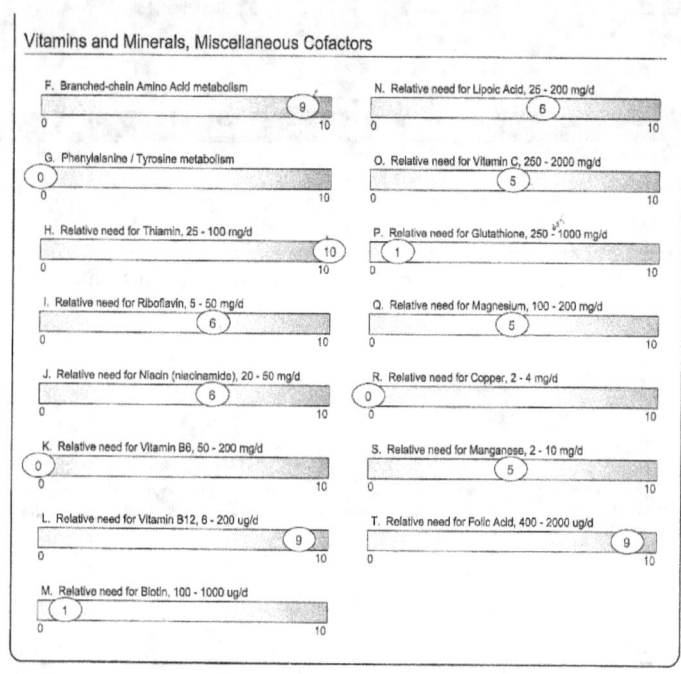

Figura 3: Niveles de necesidad de vitaminas y minerales antes de suplementación

Una vez obtenidos los resultados demostrados en figuras 1 al 3, comenzamos a suministrarle los suplementos necesarios para poder balancear su sistema. Comenzando con ácido fólico y glutatione en adición a los demás suplementos que ya le habían asignado. Añadimos L-Carnitina, Vitamina C, CoQ10, melatonina, complejo de vitamina B e inyecciones de methylcobalin B-12.

Es importante saber que estos problemas metabólicos no son nada más que el efecto de una disfunción inmune. Si el sistema inmune no está trabajando correctamente, el cuerpo no funciona de manera apropiada, no puede detoxificar, no puede usar los nutrientes efectivamente, el sistema metabólico completo se ve afectado. No vale la pena llenar el cuerpo de suplementos si no se logra hacer que el mismo cuerpo los produzca y aprenda a utilizarlos. Nuestra misión debe ser curar los desórdenes existentes en vez de tratar los síntomas. De esta forma el cuerpo comienza a trabajar adecuadamente. Más adelante en este libro se explica en detalle la importancia de recuperar la sanación del sistema inmune. Para más información puede visitar la página www.stopcallingitautism.org/espanol

Entonces comenzó el proyecto. Para el doctor es fácil darte una lista de suplementos que parece interminable. Para nosotros los padres es un dilema, un trauma. Con mi bolsa llena de suplementos llegué a mi casa e intenté dárselos a Herie sin éxito alguno. Como veinte minutos estuve corriendo detrás de el por toda la casa tratando de darle un sólo suplemento. Los vecinos habrán pensado que pasaba una tragedia con los tantos gritos que salían de nuestra casa.

¡Gracias a Dios por los jugos! Aprovechaba cada vez que tomaba agua o jugo y le echaba sus suplementos. Comenzaba a añadirlos poco a poco para que no se sintiera el cambio drástico en el sabor. Luego le diluía el jugo con un poco de agua para disminuir la cantidad de azúcar. Con el tiempo, ya estaba acostumbrado y se tomaba todos sus suplementos sin problemas.

Dos semanas después de haber comenzado con su nuevo régimen de suplementos, los gases estomacales desaparecieron. ¡Un cambio tan grande en tan corto tiempo! Comía su comida con muchas ganas y comenzó a digerir mejor todas sus comidas. Poco a poco fuimos cambiando sus comidas a comidas más saludables, naturales y orgánicas.

Antes de esta intervención de suplementos, la digestión en el tracto intestinal de nuestro hijo no era completa. Lo que comía salía por pedazos en su excreta. Era evidente que nuestro hijo tenía problemas graves de digestión. Este problema había desaparecido con el protocolo de suplementos. Lo más emocionante, es que podíamos ver que con cada problema arreglado, su comportamiento mejoraba. En este punto, Herie ya nos reconocía por fotos y comenzó a repetir todo lo que las maestras le enseñaban.

Con los cambios positivos en Herie hubo también un cambio positivo en nuestras actitudes acerca de nuestras vidas y nuestro matrimonio. Es una realidad. La felicidad que produce ver progreso en nuestros niños, nos impulsa a seguir adelante.

Unas semanas más tarde, tuve que hacer otro viaje del trabajo. Como era de costumbre, cuando mis viajes duraban más de 2 o 3 días, mi mamá o mi suegra volaban desde Puerto Rico para ayudarnos. Esta vez, vinieron mis suegros. Los pobres, tuvieron que pasar por mi entrenamiento intenso de dieta y suplementación. Gracias a ellos, a su amor y colaboración, no tuvimos que interrumpir el tratamiento de Herie mientras yo estaba viajando.

Mi destino esta vez fue Argentina. Mientras me encontraba allí, mi esposo decidió visitarme y pasar unos días conmigo en ese grandioso y tan hermoso lugar. Fue la oportunidad de pasar un tiempo fuera de la casa y hablar. Un tiempo para volver a reconectar el uno con el otro. Para volver a poner nuestros pies en la tierra y agarrar fuerzas. Para unirnos, y así, juntos, enfrentar el autismo.

Regresamos llenos de energía y con muchas ganas de abrazar a nuestro pequeño. Sin saber que en la casa nos esperaría una sorpresa. Al entrar y saludar a mis suegros, pude ver a mi pequeño parado en medio de la cocina, mirándome. Titubeando, enseñando el grado de dificultad que le representaba hablar, abrió sus ojos grandes y con la dulzura que sólo puede tener su voz, me llamó ma-mi.

¿Cómo olvidarlo? Si hasta hoy todavía recuerdo el sentimiento y la emoción que sentí al oír lo que por tanto tiempo había añorado. Sus palabras me dieron aun más vida. Por primera vez, mi hijo me había reconocido. Sabe quien soy. ¡Me dijo Mami! Este fue el último de mis viajes, pues justo cuando regresé, tuve la oportunidad de cambiar mi trabajo a uno que no requería viajar tanto y así pude mantenerme más cerca de Herie.

Para cualquier madre, en especial, las madres con niños con autismo, escuchar que nos llaman es uno de los momentos más felices de nuestras vidas. Cuando nuestros hijos pueden reconocernos y nos llaman "mami" o "papi" representa otra victoria obtenida en nuestro paso por autismo.

En otras ocasiones, me había ido de viaje y al regresar, era como si nunca me hubiese ausentado. Herie no notaba que yo no estuve con él por unos días. No notaba cuando yo me iba ni cuando regresaba. Cuando yo llegaba a la casa, iba a donde él estaba, besaba su cabecita y muchas veces, ni me miraba. ¡Me dolía tanto! Lo mismo le pasaba a mi esposo. El llegar del trabajo, aunque significase una alegría para mi esposo quien vería a su pequeño después de un largo día de trabajo, no significaba nada para nuestro hijo. No demostraba sentir nada diferente al ver a su papá.

Pero ya eso era parte del pasado. No pasó mucho tiempo después cuando vió a su papá llegar a la casa, y fue a recibirlo. Mi esposo al verlo caminar hacia el, salió corriendo y lo abrazo fuertemente. Por mucho tiempo, y con mucha paciencia, mi esposo esperó y deseó que ese momento llegara. Ahora lo tendría enfrente para disfrutarlo. Y así lo hizo. Nuestro hijo sabía ya quienes éramos, que significado teníamos en su vida. Se alegraba de vernos. Para nosotros, esto era lo más que importaba, ya estábamos logrando una conexión que antes no existía.

Ya las cosas parecían diferentes, el ánimo que me daba el saber que Herie poco a poco salía de su autismo nos llevaba a dar más de un cien por ciento. Seguíamos buscando alternativas y arreglando nuestros itinerarios del trabajo y otras cosas para poder dividir y compartir las responsabilidades que trae tener un niño con esta condición.

Para su cumpleaños número 3 en abril del 2008, no lloró. Sopló sus velitas con la alegría que se siente cuando sabes que es tu fiesta. En sus ojos se veía la emoción de tener gente en la casa, un pastel, música y regalos.

Pero todavía quedaba mucho por hacer. Aunque lloraba y gritaba menos por las cosas, aun continuaban las noches sin dormir y los gritos. Todavía teníamos episodios donde no podía entrar en sitios donde había mucho ruido o mucha gente. En una ocasión, tratamos de salir con mi mamá a un centro comercial y fue imposible. Todavía no podíamos entrar a ningún sitio cerrado sin que el tuviera que gritar al pasar por la puerta. Algo teníamos que hacer para poder comunicarnos con él y para que los cambios y transiciones no lo tomaran por sorpresa. Al parecer, esto era lo más que lo ponía nervioso.

Sus diarreas seguían, (aun no quitábamos el "yeast" de su dieta) pero no eran constantes. Algunos días eran peores que otros. Mientras tanto, su lenguaje seguía siendo bien limitado.

Por los próximos 18 meses, seguimos administrando estrictamente sus suplementos. Cambiábamos según nos indicaba el doctor de acuerdo a sus pruebas metabólicas.

Gracias a Dios, los resultados fueron cada vez mejores. Sus niveles de energía celular, ácidos fáticos, vitaminas y minerales se fueron normalizando cada vez más. A continuación, pueden ver la comparación de resultados de pruebas metabólicas entre Marzo del 2008 y Diciembre 2008.

Sus ácidos Láctico y Pirúvico volvieron a la normalidad. Todos los marcadores de energía celular y del sistema metabólico mitocondrial comenzaron a bajar buscando llegar a los niveles normales. Y la necesidad para nutrientes y minerales comenzó a bajar señalando que su cuerpo ya había comenzado a recibir la cantidad requerida de minerales y nutrientes para funcionar correctamente. Todavía, hasta este momento continuaba la necesidad a Niacina, Riboflavina, B12 y Acido fólico. A raíz de estos últimos resultados, se le incrementó la cantidad de B12 y se le añadió Riboflavina y Niacina en adición a la cantidad que ya estaba en las multivitaminas. La riboflavina y la niacina son suplementos esenciales encontrados en la harina y en la levadura. Como la dieta de Herie no incluían ninguno de estas dos clases de alimentos, había que suministrarle la riboflavina y la niacina por separado.

El ácido fólico, lo intercambiamos por 5MTHF y Folacal los cuales son formas ya metabolizadas del ácido fólico. De esta forma el cuerpo puede hacer uso del suplemento instantáneamente sin correr el riesgo a no ser absorbido

Si no encuentra nadie que lo ayude a analizar estos resultados, lea. Instrúyase bien en lo que significa cada marcador. Estudie bien los efectos de aumentar ciertos suplementos. Hable con un nutricionista si es posible. Monitoree bien cada cambio físico o en el comportamiento de su niño(a) una vez comienze a administrarle suplementos.

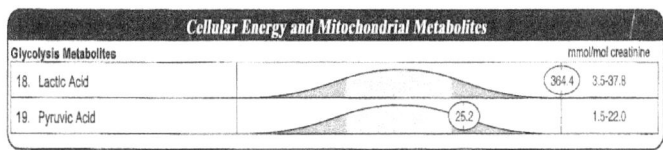

Cellular Energy and Mitochondrial Metabolites

Glycolysis Metabolites		mmol/mol creatinine
18. Lactic Acid	364.4	3.5-37.8
19. Pyruvic Acid	25.2	1.5-22.0

Cellular Energy and Mitochondrial Metabolites

Glycolysis Metabolites		mmol/mol creatinine
18. Lactic Acid	10.6	3.5-37.8
19. Pyruvic Acid	6.0	1.5-22.0

Figura4: Comparación en niveles de ácido Láctico y Pirúvico antes y después de suplementación.

Cellular Energy and Mitochondrial Metabolites cont. | Reference Range

Citric Acid Cycle Metabolites — mmol/mol creatinine

#	Metabolite	Value	Reference Range
20.	Citric Acid	452.2	24.2-684.8
21.	Cis-Aconitic Acid	326.1	3.5-66.4
22.	Isocitric Acid	195.5	5.8-81.2
23.	a-Ketoglutaric Acid (AKA)	77.1	<= 32.3
24.	Succinic Acid	15.3	0.5-51.0
25.	Fumaric Acid	18.6	<= 2.2
26.	Malic Acid	18.1	<= 2.5
Ketone and Fatty Acid Metabolites			mmol/mol creatinine
27.	Adipic Acid	79.6	<= 9.2
28.	Suberic Acid	16.4	<= 3.8
29.	b-OH-b-Methylglutaric Acid (HMG)	11.3	1.0-20.8
30.	b-OH-Butyric Acid (BHBA)	6,699.8	<= 8.5

Cellular Energy and Mitochondrial Metabolites cont. | Reference Range

Acid Cycle Metabolites — mmol/mol creatinine

#	Metabolite	Value	Reference Range
	Citric Acid	489.0	24.2-684.8
21.	Cis-Aconitic Acid	60.4	3.5-66.4
22.	Isocitric Acid	69.0	5.8-81.2
23.	a-Ketoglutaric Acid (AKA)	23.2	<= 32.3
24.	Succinic Acid	41.5	0.5-51.0
25.	Fumaric Acid	1.2	<= 2.2
26.	Malic Acid	4.7	<= 2.5
Ketone and Fatty Acid Metabolites			mmol/mol creatinine
27.	Adipic Acid	7.3	<= 9.2
28.	Suberic Acid	3.6	<= 3.8
29.	b-OH-b-Methylglutaric Acid (HMG)	14.0	1.0-20.8
30.	b-OH-Butyric Acid (BHBA)	780.2	<= 8.5

Figura5: Comparación en niveles de energía celular y mitocondria.

62

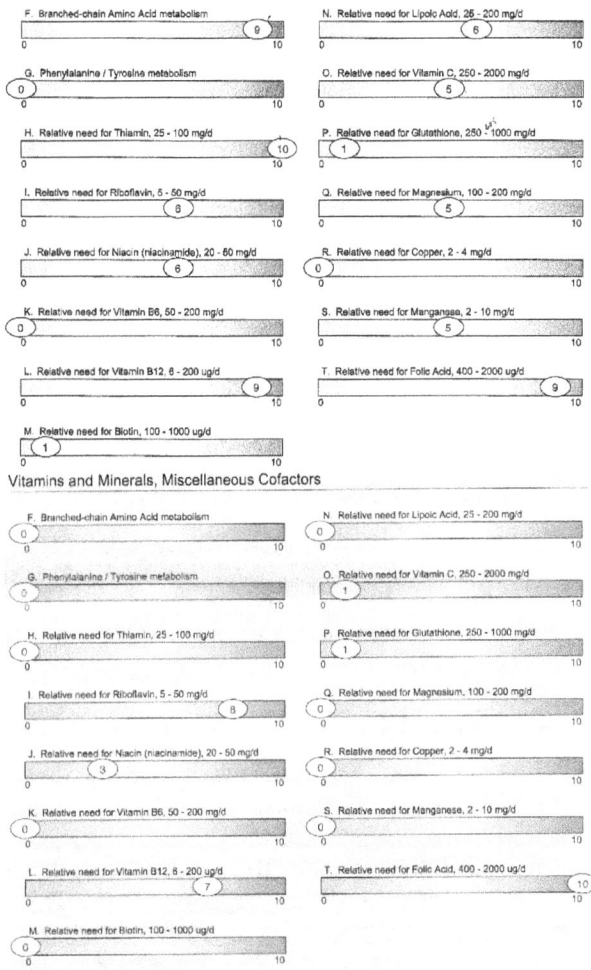

Figura 6: comparación de niveles de necesidad de vitaminas y minerales antes y después de suplementación.

Capítulo 8: Érase una vez un sistema digestivo saludable

En Junio del 2008, Herie había completado siete meses en las primeras partes del protocolo biomédico. Habíamos logrado consistencia en su dieta y en sus suplementos, y los progresos habían ido incrementando día a día. Era una verdadera dicha poder verlo más contento y buscando un poco de atención. Había ruidos y risas en la casa donde una vez, solamente se escuchaban llantos y gritos. Ya, en ese momento, nos sentíamos tan contentos de ver y sentir lo que era tener un niñito de tres años corriendo por la casa y buscando jugar.

Esto era sólo el comienzo. En poco tiempo, los progresos de Herie serían mucho más notables. No obstante, todavía sus noches no eran muy placenteras, pues despertaba constantemente dos y tres veces durante la noche. Su lenguaje continuaba siendo una de las áreas de menos desarrollo y su entendimiento para segur direcciones y comunicarse no estaba presente en el.

Fue en verano del 2008 cuando decidimos comenzar a tratar los problemas que Herie tenía en su sistema digestivo. Aprendimos que tenia un desbalance en su flora intestinal, que tenia problemas con candida y bacterias en el tracto digestivo. Y más sorprendente aun, aprendimos que todos estos problemas iban mano a mano con su sistema inmunológico. Aquí va mi versión sencilla de este tan complejo y maravilloso mundo del sistema inmune/digestivo:

El tracto intestinal es una parte importante del sistema inmune. Se estima, que el área superficial del tracto digestivo en el ser humano es del tamaño de un campo de football. Con toda esa área expuesta, el sistema inmune debe trabajar intensamente para prevenir la entrada de patógenos a la corriente sanguínea y el sistema linfático.

El cuerpo se sincroniza para ayudar al sistema inmune a cumplir su función. El ambiente ácido del estómago es mortal para algunos de estos microorganismos que entran al cuerpo. Por otra parte, el moco, el cual contiene los anticuerpos IgA, neutraliza muchos de estos microorganismos. De igual forma, las enzimas encontradas el la bilis y la saliva son fundamentales para la desintoxicación de antígenos que ocurre en el intestino.

Además, existe la bacteria intestinal saludable. La misma sirve para prevenir la sobre formación de bacteria dañina en el tracto intestinal. Estos dos tipos de bacterias (la saludable y la dañina) compiten por la comida y por espacio, dos cosas las cuales son muy limitadas. Normalmente, debería haber un balance de aproximadamente 80% bacteria saludable y 20% de bacteria dañina. El uso excesivo de antibióticos es la causa primordial por la cual se logra un desbalance de estas bacterias. El antibiótico mata la bacteria saludable, proveyendo espacio y recursos para que la bacteria dañina se apodere del tracto digestivo.

Este fue el caso de Herie. A causa de tantas infecciones de oídos y tantos ciclos de antibióticos, su flora intestinal comenzó a perder el balance, dando oportunidad a que comenzaran los problemas en su sistema digestivo y a su vez, su sistema inmune.

Ahora bien, como si fuera poco, en casos extremos, donde el crecimiento de esta bacteria dañina llega a cubrir parte de las paredes de los intestinos, se produce lo que se conoce como disbiosis intestinal.

Esta condición se caracteriza por crear porosidad en las paredes del intestino. De esta forma, el alimento que no es digerido o de manera apropiada o no ha sido completamente digerido, tiene la oportunidad de traspasar las paredes del tracto intestinal. Como les había dicho antes, el sistema inmune está esperando, como un buen soldado, cuidando que nada salga del tracto intestinal y llegue a la sangre. Cuando el sistema inmune ve que algo sale de estas paredes del intestino, tiende a pelearlo, igual como pelea un patógeno, un virus, una infección. Con la diferencia que esta vez, aunque no se de cuenta, está peleando un alimento. Esta pelea se refleja en diversas formas, físicas y neurobiológicas. Desde un rash en sus caritas o en cualquier parte del cuerpo, hasta comportamientos erráticos, repetitivos e irritables. En otras palabras, comportamientos autistas.

El sistema inmune, mientras pasa el tiempo, sigue peleando las comidas que para nosotros son normales pero para el cuerpo representa ser un agente dañino. Mientras tanto, el sistema inmune pierde su sentido de prioridad y no se dedica a pelear lo que en realidad es peligroso, los viruses y las infecciones. O sea, que mientras el cuerpo peleaba la presencia del gluten y la caseína y la levadura que pasaba por las paredes del intestino de Herie, sus infecciones de oído continuaban una tras otra sin tener un sistema inmune que las peleara.

Cuando el niño sigue enfermándose una y otra vez, el doctor vuelve y le da más antibióticos. El ciclo sigue y sigue. Una enfermedad tras otra. El insulto al sistema inmune es tal, que el mismo comienza a degenerarse, haciendo que sus anticuerpos comiencen a pelear al cuerpo al cual pertenece. Esta degeneración crea lo que se conoce como la inflamación. En nuestros niños con autismo, la inflamación puede encontrase hasta en la barrera cerebral, causando daños en áreas cerca de la entrada al cerebro, incluyendo las partes que afectan el lenguaje y la comprensión.

Por algún lado hay que comenzar a atacar este círculo vicioso. Es ahí cuando se comienza la dieta. La dieta es fundamental. La dieta elimina estos alimentos los cuales son más propensos a no digerirse, ayudando así a aliviar el asalto de substancias no reconocibles (alimentos) al sistema inmune. Ese es el primer paso y es por eso que nuestros niños, como en el caso de Herie, dejan de enfermarse luego que se comienza la dieta.

Luego, se suplementa al cuerpo para sustituir todos esos minerales y nutrientes que, a causa de problemas en el tracto digestivo, no pudieron obtenerse con los alimentos.

Aunque para muchos niños, sólo hacer la dieta y suplementación es suficiente para alcanzar la recuperación, no es así para todos. Hay niños que muestran tener un desbalance intestinal severo, y cuando hay presencia de hongos y bacterias en el tracto intestinal, es imperativo que se trate.

Las pruebas para verificar la presencia de hongo, bacteria y desbalance de la flora intestinal pueden hacerse por medio de cualquier laboratorio. Pueden hacerse pruebas fecales como también, pruebas de ácidos orgánicos donde se reflejan marcadores de estos ácidos relacionados a la presencia de candida y bacteria intestinal.

Los resultados de la prueba fecal parasitóloga, junto con los marcadores de candida de sus pruebas de ácidos orgánicos, mostraron el gran desbalance de flora y la candida presente en el sistema intestinal de Herie. Su doctor, nos recetó un antihongo llamado Diflucan.

Al momento de comenzar Diflucan, Herie tenía episodios donde se levantaba riéndose a carcajadas. Daba miedo. Era como si alguien le hiciera cosquillas a media noche. Se reía sin parar, balbuceaba por largos ratos sentado en su cama y dormía solamente unas 3 o 4 horas en la noche. Cuando se despertaba, caminaba por toda la casa durante la noche. Por precaución, comenzamos a cerrar su puerta para que no saliera y fuera a la cocina o algún otro sitio peligroso en medio de la noche. Colocamos un monitor en su habitación para así poder escucharlo cuando se levantara durante la noche.

Muchas veces, en la mañana lo encontraba en el piso durmiendo junto a la puerta dentro de su habitación. Con el monitor, lo podíamos oír balbuceando y haciendo sonidos toda la noche. Obviamente, con la falta de sueño venía la irritabilidad durante el día por el cansancio que le producía no dormir las horas adecuadas. Esto, a su vez hacía más difícil sus terapias y cualquier otra actividad que queríamos hacer con él.

A los pocos días de haber comenzado el tratamiento de 21 días Diflucan, Herie tuvo una regresión. Perdió su contacto visual casi por completo y sus labios se pusieron muy rojos. Sus comportamientos de ecolalia (repetición contínua) aumentaron y también sus comportamientos obsesivos, como abrir y cerrar puertas y alinear cosas. A esto se le añadieron sus estimulaciones como saltar de puntillas y dar vueltas.

En el segundo día del tratamiento con Diflucan, su desconcierto fue tal, que estuvo haciendo ruidos y balbuceando mirando a una pared por largos ratos. De más está decir que fue muy difícil para nosotros verlo tener este tipo de regresión. Luego de todo el progreso que ya habíamos comenzado a ver. Pero, a la misma vez, no podíamos dejar de sorprendernos al ver que un antihongo tuviera un efecto tan grande en su comportamiento.

Sus llantos e irritabilidad eran la ley del día por dos semanas seguidas luego de comenzar el tratamiento con Diflucan. Por los próximos siete días tuvo una diarrea con un olor muy fuerte y de consistencia como una esponja de color anaranjada.

Para las personas que lean esto y crean que estoy loca, por el hecho de hablar y describir las diarreas, con olores y colores, comprendan, por favor que es aquí (en las heces fecales) donde más información se consigue acerca de los problemas de nuestros niños. Dependiendo del olor, color y la consistencia, podemos sacar conclusiones de lo que esté ocurriendo en su tracto digestivo.

Ahora sabemos que nuestro hijo se estaba limpiando de cualquier tipo de cosa que estuviera en su intestino. Esto incluía bacterias y levadura que aparentemente crecieron de forma substancial en su tracto digestivo a causa del abuso de antibióticos.

Herie pudo dormir una noche completa, por primera vez, 14 días después de haber comenzado el tratamiento de Diflucan. Y hasta el día de hoy, no ha vuelto a tener problemas para dormir. Ahora se nos hace difícil levantarlo. ¡Qué felicidad! El descansar, lo ayuda a tener días mejores. La irritabilidad que tenía se fue desvaneciendo.

Si esto no es progreso, no se que mas podría ser. Quizás el poder dormir una noche completa, para muchos, es algo sin importancia. Pero no para mí. No para nosotros. El que Herie pudiera dormir una noche completa luego de un tratamiento con antihongos sí era importante. Nos decía que él sí respondía a estos tratamientos. Nos daba esperanza de que poco a poco, con los tratamientos correctos, fuéramos a mejorar la vida de nuestro hijo. Poco a poco, saldríamos del autismo.

Herie tenía problemas graves de cándida. A consecuencia, pasamos unas 3 o cuatro veces por tratamientos en Diflucan. Cada ciclo de tratamiento fue de 21 días. No obstante, una vez pasado algunas semanas de haber terminado el tratamiento, su candida re-aparecía. El problema, es que no podíamos seguir utilizando este medicamento tan seguido pues puede afectar a las células linfáticas. Si se utiliza Diflucan por un periodo largo de tiempo, o muchas veces seguidas, hay monitorear la función en el hígado con pruebas de sangre. Nosotros hacíamos una prueba de sangre cada vez que culminábamos un ciclo de Diflucan. Luego aprendimos que sus problemas de cándida, también eran efecto de desórdenes inmunes a causa de viruses. Hasta que estos viruses no se atacaran y se neutralizara su sistema inmune, íbamos a seguir combatiendo episodios de cándida intestinal.

Aprendimos que existían antihongos o antimicóticos naturales que pueden utilizarse como substitutos de estos medicamentos. Estos tienen el mismo efecto en matar hongos y bacterias.

Entre alguno de los antihongos o antimicóticos, puedo mencionar que utilizamos el Extracto de semilla de toronja (*Grapefruit seed extract*), saccharomyces boulardii (levadura no patogénica que actúa como un probiótico) y Biocidin®.

Por meses, suplementamos a Herie con rotaciones de antihongos naturales para controlar su candida. Mientras tanto, se mantenía en una dieta baja en azúcar y carbohidratos. Esto, ayuda a no alimentar cualquier tipo de hongo o bacteria que este tratando de sobrevivir en su sistema digestivo.

En adición a estos agentes antihongos, es bien importante suplementar con Enzimas Digestivas y con probióticos. Nuestros niños carecen de muchas de las enzimas digestivas comúnmente halladas en el sistema digestivo del ser humano. Hay que mantenerlos con enzimas para poder asistir a su digestión de alimentos. La enzima DPP-IV es esencial en la digestión de la mayoría de las proteínas complejas que nuestros niños no digieren fácilmente incluyendo el gluten y la caseína.

Los probióticos son esenciales. Estos ayudan a balancear la flora intestinal. Los probióticos sustituyen aquella flora buena que ha sido perdida a causa de los antibióticos.

A continuación, la comparación de pruebas de flora intestinal antes y durante el tratamiento con probióticos y antihongos.

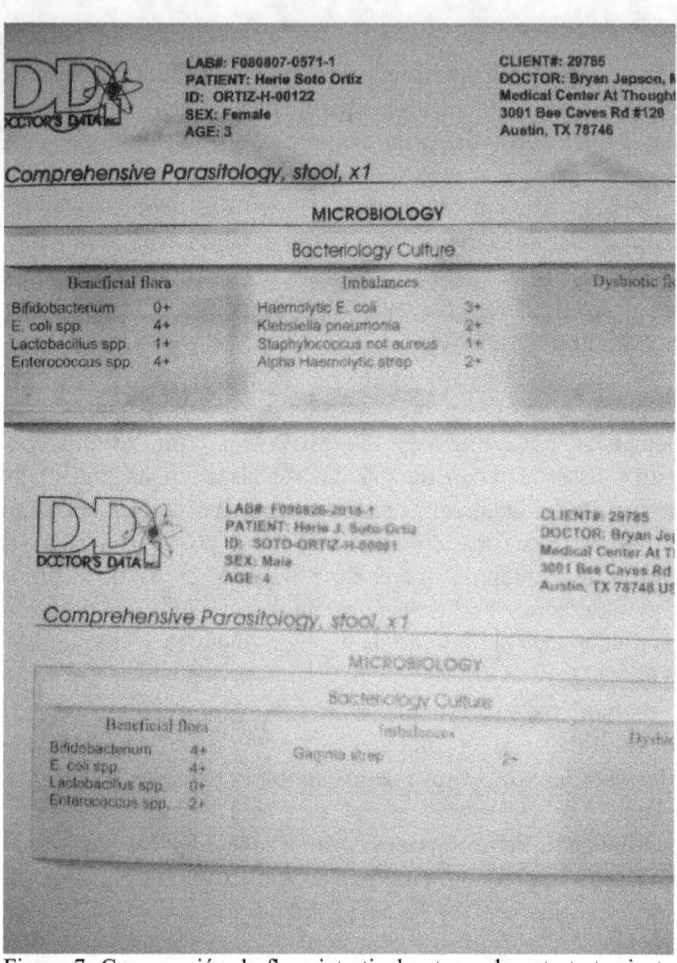

Figura 7: Comparación de flora intestinal antes y durante tratamiento con probióticos.

Como puede apreciarse en las pruebas, estos desbalances ("Imbalances"), son los que queremos normalizar y reemplazar por la flora buena ("beneficial flora"). Todavía en el momento en que se realizaron las pruebas, quedaba trabajo por hacer, pero estábamos seguros, luego de ver los resultados, que íbamos por buen camino.

Capítulo 9: ABA + Biomed = Progreso

La evaluación hecha por las coordinadoras del programa TYKE, reflejó la necesidad de Herie en formar parte de un grupo de educación especial temprana llamado ECAP (*Early Childhood Autism Program*). El programa era sólo de 3 horas en la mañana en una escuela pública cerca de nuestra casa. Allí, Herie estaría en un grupo de 9 niños con una maestra y dos o tres ayudantes. Los niños se rotaban entre diferentes estaciones de trabajo en las cuales se encontraban una tarea específica recomendada en su programa individual. Las tareas eran de unos 15 minutos cada una. Luego de 15 minutos, sonaba una campanita y el niño se levantaba de su silla y se movía para la próxima tarea. Ajustarse a las transiciones fue difícil para Herie al principio, pero luego, este método lo ayudó muchísimo a acostumbrarse a sus transiciones de la vida diaria.

En ECAP, cada niño recibe atención y educación en un programa que intenta ser individualizado. El problema es que los programas de aprendizaje de cada niño son creados al principio del semestre y sólo se revisan una o dos veces al año.

Semanalmente, teníamos que revisar el trabajo de Herie y pelear con las maestras para que ajustaran el programa y fuera más al acorde con lo que nuestro hijo necesitaba aprender. Por ejemplo, el programa decía que Herie tenía que aprender los números del 1 al 10 en un lapso de un mes. Herie ya sabía del 1 al 20 en español e inglés desde antes de llegar al programa. Esto lo frustraba muchísimo y prefería envolverse en su ecolalia. Cada vez que le tocaba decir los números, su ecolalia

74

aumentaba.

Durante los meses que estuvimos participando de este programa, pudimos ver progreso en el área de la transición. No obstante, el problema que tuvimos, al igual que muchos otros padres, es que muchas de estas escuelas no tienen programas de verano. En especial las escuelas públicas. Fue ahí cuando comenzamos la búsqueda de un programa de verano que pudiera continuar lo que hacíamos en ECAP.

En junio del 2008, conocí a la mama de otro niño con autismo que estaba con Herie en ECAP. Ella fue la quien me introdujo al mundo de la terapia ABA.

El "Applied Behavior Analysis" ABA, que en español se conoce como el Análisis Aplicado del Comportamiento, es una terapia conductual. No es fácil explicar lo que hace la terapia ABA en unas cuantas palabras. En mi intento de llevar la definición más simple pero a la vez más completa quisiera compartir la definición de ABA de la organización Conway Agency (www.conwayagency.org).

El "Conductismo", o Análisis Aplicado del Comportamiento (ABA) es una ciencia. Por medio de la cual se persigue el mejoramiento de las condiciones individuales y sociales. El ABA enfoca el comportamiento y el ambiente, en una forma objetiva, sistemática y medida. En otras palabras, por su intermedio, se procura entender, explicar y predecir el comportamiento. En el caso del tratamiento de niños con autismo, se encaran los trastornos de conducta, (por ejemplo: arrebatos y agresiones a personas) y deficiencias (por ejemplo: lentitud en la comunicación, falta de habilidad en los juegos) mediante una manipulación sistemática y cambio de ambiente, de manera tal que el comportamiento deseado pueda ser enseñado y fijado. Los terapeutas que usan el método de ABA, enseñan por pequeños incrementos mensurables por medio de los principios básicos que gobiernan la conducta, estudiados expuestos científicamente por B. F. Skinner.

B. F. Skinner realizó investigaciones con animales en laboratorio, y demostró que mediante la recompensa con comida, se podían obtener cambios en el comportamiento. Debido a que el sistema ABA se basa en esas investigaciones, hay gente que tiene el concepto errado de que ABA es un enfoque frío, rígido y autoritario, que hace que los niños se comporten como animales de laboratorio. Esta visión de ABA no es real. Este método descompone las distintas habilidades en pequeñas tareas separadas, que son enseñadas en una forma que les ayuda a los niños a aprender, como aprender. Es un método de enseñanza que utiliza estrategias positivas, no punitivas o negativas, que les permite a los niños a procesar lo que se le enseña. Estas estrategias positivas son adecuadas a las fortalezas y debilidades de cada niño.

Los niños que son (NT) neurológicamente típicos, aprenden sin nuestra intervención. Esto es así porque su medio ambiente provee las condiciones correctas para aprender el lenguaje, el juego y las destrezas sociales. Luego de unos años, es cuando necesitamos intervención para aprender en un ambiente más estructurado donde aprendemos a utilizar nuestras destrezas en un ámbito más complejo. (Por ejemplo, con el tiempo aprendemos a leer, escribir, etc.)

Los niños con autismo, aprenden muy poco del ambiente que los rodea. Son capaces de aprender, pero necesitan un ambiente bien estructurado. Necesitan que las condiciones para aprendizaje sean óptimas para poder adquirir las mismas destrezas que niños típicos aprenden naturalmente. La terapia ABA se especializa en ofrecer el ambiente óptimo para que nuestros niños con autismo puedan aprender. Su propósito es poder enseñar los prerrequisitos para que nuestros niños puedan aprender de manera natural.

En mi opinión, las terapias ABA han sido esenciales para complementar el protocolo biomédico. Estas ayudan a traer al niño al nivel de desarrollo esperado a cierta edad en las áreas de lenguaje, juego e interacción social. A la misma vez, el haber tratado a Herie en las diversas áreas que afectaban su salud y estado de ánimo, lo ayudó a sentirse mucho mejor. Esto, a su vez, dio un mejor resultado en sus terapias. En nuestro caso, el éxito del protocolo biomédico ayudó a preparar el terreno fértil para maximizar los resultados de la terapia ABA.

Cuando comenzamos el tratamiento de terapias ABA en Junio del 2008, era casi imposible que Herie se mantuviera atento por algunos minutos. Sinceramente, ni siquiera podía mantenerse sentado por un minuto. Su comportamiento de estímulo verbal estaba al máximo. Esto impedía que pudiera escuchar y atender algún mandato que le hiciera la terapista. Gritaba mucho, y salía corriendo del cuarto cada vez que podía. Hubo que tomar medidas para ayudar a que se enfocara. Sus terapias eran de dos horas, pero Herie podía atender 15 minutos combinados durante las dos horas de terapias. Dos meses pasaron y lo único que obtuvimos fue la palabra "All done" ("todo terminado") que era lo que se le enseñó decir para cuando la sesión de terapia finalizaba.

Pasado el tratamiento de Diflucan, comenzamos a notar que Herie quería repetir todo lo que hacíamos y decíamos. De repente, todo lo que se le había tratado de enseñar por dos meses, lo pudo aprender en una semana. ¡El cambio en sus terapias fue grandísimo!

Al ver el éxito de las terapias y el progreso de Herie, comenzamos a buscar algún centro de ABA que fuera a tiempo completo. Finalmente en Septiembre del 2008, comenzamos ABA siete horas al día, cinco días a las semana en Spectrum of Hope (www.spectrumofhope.com), una escuela dedicada a terapias ABA para niños con autismo de diferentes edades.

La diferencia de esta escuela a otros programas de los que habíamos participado, es que en este, había una terapista por cada niño. El trato, es individual. La terapia es uno a uno. Pero, a la misma vez, el niño es dirigido a la interacción social con otros niños.

Por ejemplo, en el grupo de Herie había cuatro niños y cuatro terapistas. Cada hora las terapistas se intercambiaban los niños para que asi, estos no se acostumbraran siempre a la misma terapista. Durante las siete horas de terapia había "circle time" donde los niños se sentaban en un semi-círculo atendiendo a la maestra (terapista líder).   Las terapistas individuales pertenecían sentadas detrás de su niño asignado. El trabajo de cada terapista individual es hacer que su niño participe, evitando que el niño se aisle. Esto, para nosotros, era grandioso. Herie nunca participaba de actividades en grupos. Luego de unos meses, ya no había que obligarlo, él mismo levantaba su mano para participar. ¡Qué bendición!

Rápidamente aprendió la rutina y se había acostumbrado a su nueva escuela. El estar más tiempo en contacto con otros niños y otras personas que sabían cómo enseñarle y cómo manejar su comportamiento, hizo que su vocabulario se expandiera enormemente. No sólo su vocabulario se enriqueció, pero además, todo lo que habíamos tratado de enseñarle por tanto tiempo, colores, palabras, rutinas, lavarse los dientes, desvestirse, vestirse, montarse en el carro, sentarse a la mesa entre otras muchas cosas, tomó sólo unas semanas para aprenderlo. Lo más impresionante fue cuando comenzó a pedir cosas diciendo: "¡Yo Quiero!". Para nosotros fue algo grandioso escucharlo decir frases y responder al preguntarle su nombre, su edad y donde vivía. Su comportamiento mejoró muchísimo y ya no había gritos por cualquier cosa. Luego de sólo un mes en terapias intensivas de ABA, podíamos salir de compras uno que otro día y en ocasiones, salir a comer a algún restaurante. ¡Qué bendición! Estar con Herie era todo lo que queríamos hacer. Era como si estuviéramos tratando de recuperar todas las afecciones y momentos preciosos que no tuvimos en los últimos dos años.

Físicamente, Herie ya no padecía de diarreas y dormía toda la noche. Era como si al dormir se sintiese mucho mejor, sus días eran mucho más productivos. Completaba semanalmente todos sus programas de enseñanza con mucho éxito.

Es importante que la terapia ABA sea monitoreada por un profesional certificado el cual haga los programas, las evaluaciones y se comunique con los padres frecuentemente. Nosotros nos reunimos una vez al mes con nuestra terapista certificada. No todo el mundo puede lograr hacer un programa individualizado, basado en las características del comportamiento del mismo.

Herie fue a Spectrum of Hope (Escuela de ABA) por 3 años. Al terminar, gracias a la combinación de ABA y el protocolo biomédico y luego NIDS y las adiciones a sus protocolos (explicados más adelante), Herie logró llegar al nivel académico y social de un niño de su edad. Al terminar Spectrum of Hope recién cumplido sus 6 años ya escribía, leía y reconocía a sus familiares y amigos. Herie juega con otros niños y sabe como comportarse en diversas ocasiones. Incluso, las situaciones y sitios que anteriormente no podía aguantar, ya no representan ningún problema. Académicamente, está a la par con niños neurotípicos de su edad. Nosotros no podemos estar más satisfechos de sus logros con la combinación de sus tratamientos médicos, terapias convencionales y terapias ABA.

Capítulo 10: Informando a la familia...

A continuación, enseño las cartas y los correos electrónicos que les escribíamos a nuestros padres, amigos cercanos y hermanos (as) durante las diferentes etapas de nuestro paso por autismo. Era de esta forma que podíamos comunicarles a todos al mismo tiempo lo que estaba pasando. Por teléfono, no había mucho tiempo para hablar. Y además, lo que le explicabas a uno, tenías que volver a explicarlo nuevamente a los demás una y otra vez hasta contestar todas sus preguntas sobre los tratamientos de Herie.

Aunque a veces tome tiempo, considero que es la mejor forma de comunicación para la familia. Después de todo, ellos quieren saber qué está pasando con el niño (a). Quieren tomar parte de su paso por autismo y quieren disfrutar también su recuperación.

Para los abuelos, es importante poder tomar parte de las etapas de crecimiento de su nieto. Nunca me arrepentiré de haber sido abierta y clara con la familia acerca de la condición de nuestro hijo. El mantener a la familia educada, ayuda a que la carga del autismo se haga más liviana. Ayuda mucho el hecho de que entiendan el porqué de las dietas, suplementos y todo lo demás. Ayuda a que junto con nosotros se disfruten cada momento del progreso y la recuperación, así como también nos apoyen en los días difíciles.

From: lorna_77@hotmail.com
Sent: Tuesday, July 22, 2008 11:35 AM
Subject: en busca de oracion..

Hola Abuelos:

Espero que estén bien y me perdonen que no he tenido tiempo de comunicarme con ustedes. He estado un tanto ocupada con tanta cosa últimamente. La razón por la que les escribo es para pedirle mucha oración, especialmente a ustedes y a sus grupos de oración en sus iglesias. Herie Jese lleva tres días que no quiere tomar sus suplementos y estamos volviendo a cero otra vez si esto continua. El problema es que si Jese no tiene un sistema fortalecido de suplementos, no podemos darle sus tratamientos del estómago ni de limpieza de metales. Ambos tratamientos los hemos tenido que atrasar porque el no esta tomando sus suplementos como debe. Yo se los echo en un jugo para no dárselos directamente pero ya no quiere ni los jugos. Pidan al Señor que yo pueda encontrar una forma de darle los suplementos para su bien. Una vez estemos un mes con sus suplementos al día y su tratamiento de antihongos del sistema digestivo, podrá empezar el tratamiento de remover metales pues nos preocupa muchísimo sus niveles de plomo y arsénico en su cuerpo. Pero, comenzar ese tratamiento ahora sólo podría dañarle más su sistema digestivo. Jesé es bien inteligente, y eso es lo mas difícil, no es fácil venir con trucos y convencerlo. Tiene a quien salir ¿verdad? Bueno, pido que oren por nosotros y porque el Señor nos de una vía inteligente para bregar con el nene en este caso.

Ya les seguiré informando…

Bendición.
Lorna

Carta escrita a los abuelos y tíos en diciembre del 2008.

Saludos a todos, y bendición.

A continuación un update de Herie Jesé e información adjunta para *que si quieren lean un poco más del tema y de lo que se trata todo lo que hacemos.*

Como ya saben, Herie J. está en un programa de terapia intensiva a la que va 7horas todos los días. La Terapia se llama ABA (Applied Behavior Analysis). Tiene una persona con el todo el día que está hablándole y dándole clases como también guiándolo en lo social. El sitio se llama Spectrum of Hope (www.spectrumofhope.com). Aquí le enseñan todo lo social, comportamiento y académico que Herie J necesita para poder estar a la par a otros niños de su edad. El goldo es súper inteligente, y muy rápido está dominando todas las materias. Ya es más paciente esperando su turno para jugar y pasa los juguetes a los otros niños apropiadamente como también entiende que es tiempo de jugar y sabe como jugar. Están enseñándole a interaccionar con otros niños y a acercarse a ellos y pedirles que jueguen con él. El goldo levanta la mano en "circle time" para ser el ayudante de la maestra! Ayer por primera vez gano un juego de las sillitas, donde le paran la música y ellos tienen que sentarse! Es increíble pero Herie Jesé se le hacía tan difícil poder darse cuenta de lo que pasaba a su alrededor y ayer cuando vio que era el único sentado se levanto de un grito y dijo "good job!" Por primera vez supo que él ganó! Cada vez vemos más progreso. Hace dos semanas tuvimos unos 6 días de regresión pero ¡ya estamos otra vez a la carga!

Mayo- *Comenzó ECAP en la escuela pública y se iba en una guagua escolar en las mañanas y seguía Westview en las tardes, comenzó a estar más atento a sus alrededores y a seguir otros niñitos a correr. Comenzamos la dieta de Yeast Free y notamos que le bajaron los rashes de la cara sustancialmente. También sus ojitos ya no estaban tan hinchados. Hasta que no probemos lo contrario, seguiremos tratando el Yeast como que le da alergia.*

Junio- *Empezó ABA therapy en casa y ECAP por la mañana. Se aprendió los colores y ya podíamos salir a comer con él a sitios como Sea World y cosas así sin tener episodios malos, de tener algún episodio era más fácil controlarlo. Todavía teníamos episodios durante las noches donde no era capaz de dormir una noche entera sin despertar llorando o hablando por horas repitiendo algo que*

83

escuchó durante el día. El DAN! Doctor le añadió a su lista de suplementos, Inyecciones de B12 y crema de Glutanione. Herie ya decía "Cheese!" cuando le enseñaban una cámara y posaba para la foto! Antes nunca dejaba sacarse una foto o no sabía que tenía que mirar a la cámara. Ya comenzaba a entender un poco más los muñequitos que veía en la televisión y se reía de cosas como ver a alguien haciendo un "funny face".

Julio, Agosto y Septiembre- Paso 3 del Programa de Recuperacion: *Ya que Jese estaba mas fuerte por los suplementos empezamos el tratamiento de Antihongo. En este, se le da una medicina antihongo por 10 días para limpiar el intestino de cualquier yeast que este presente. 4 días estuvo con episodios de llorar y gritar y tuvo una regresión tan increíble que estuvimos con miedo de haber vuelto a empezar! La reacción fue tan fuerte! A los 7 días comenzó a sacar por la caca toda esta cosa babosa que luego supimos que era el "yeast" que estaba saliendo. Pero notábamos que mientras más cosa de esa le salía más atento estaba el nene. Tuvimos que cancelar el tratamiento porque el impacto fue fuerte y quisimos comenzarlo de nuevo con un antihongo más suave... Así estuvimos todo el mes de Julio y parte de Septiembre. Al final de septiembre Herie Jesé dio uno de los cambios más grandes. Entre muchas de las cosas que hacía estaba el apuntar a las cosas y decir lo que era o por lo menos inventarse el nombre de las cosas. ¡El contacto visual era súper! Repetía cosas pero a la misma vez se las aprendía y las usaba cuando se necesitaban. Como por ejemplo "Open Door" o "Open Please" Me llamaba "mami" para buscarme aunque no me viera, o sea que ya buscaba cosas. Comenzó a responder a instrucciones de un paso, como por ejemplo, recoge esto o aquello del suelo, ven aquí, siéntate y cosas así. Comenzó a dormir mejor...*

Octubre y presente: Paso 4 del Programa de Recuperación: *Hasta este momento, no habíamos podido pagar mas de 2 o 3 horas por día de terapia ABA.. Luego de ganar la lucha contra el seguro médico y hacer que la compañía pagara sobre $65,000 en gastos de tratamiento, pusimos a Herie Jesé full time en un terapia ABA. Al notar que ya podía aprender luego del paso 3 del programa, entonces hizo sentido ponerlo en un sitio con una persona todo el día en un sitio donde puede aprender mientras interacciona con* *otros niños. Antes, no importa lo que hubiéramos podido darle de terapia, era como si su mentecita no estaba preparada para absorber información... El paso 4 es la Quelación de Metales. Este tratamiento utiliza un medicamento llamado DMSA que se puede dar oral, por vena o por supositorio. Herie lo usa por supositorio por 3 días seguido y luego tiene 11 días sin nada. Para esto, Herie Jesé tuvo que tener pruebas que dieran el estado de su hígado antes de comenzar el tratamiento y re-enforzar aquellos metales que todavía estaban bajitos. El único que necesitó fue el Hierro, de los demás ya estaba súper bien! Además comenzó con otro tipo de suplementos en adición a los probióticos para el estomago llamado S.boulardii que es un tipo de yeast benigna para ayudar a su estómago.*

La combinación de el ABA y el paso 4 hicieron milagros en nuestro goldo! En el tercer día de haber empezado quelación, Herie Jesé me dijo: I want cookie! y yo le pregunté "What do you want? cookie? y el dijo "YES, I want cookie!!!! Por primera vez en su vida Herie Jesé contestó una pregunta! Dijo Yes! WOW que fácil es ahora preguntarle algo y que diga yes o no! Ya llora muchísimo menos pues podemos entendernos. Otras cosas que Herie Jesé ha aprendido sólo en las últimas semanas....

1. Quitarse y ponerse la ropa incluyendo los zapatos

2. Abrir la pasta ponerla en el cepillo y lavarse los dientes!

3. Sus palabras han aumentado en cantidad, cada día aprende algo nuevo! Hasta le dijo "Happy birthday" a su abuelo en su cumpleaños! ah Y YA SABE QUIENES SON SUS ABUELOS!

4. Espera su turno, juega soccer pateando, juega baloncesto y le encanta batear también! le fascina la música y canta de todo cada vez mas claro. Dice Hi! cuando llega algún sitio y pide las cosas por "Please" . Dice: "Give me, I want y Help me" Ahora estamos trabajando en que pueda decir: "I need".

5. Sabe su nombre, su edad y ahora esta aprendiendo su cumpleaños.

6. Disfruta jugar cerca de los niños y ya hasta pelea un poco pues ya JUEGA CON SUS JUGETES y es celoso con ellos. Ahora estamos ayudándolo a que aprenda a compartir y

7. En la escuela le cambian su programa casi semanal en vez de mensual como se debería!

Paso 5: a finales de noviembre Herie Jesé estará haciéndose otras pruebas para comenzar el otro paso que es el uso de Antivirus junto con Antihongo y quizás junto con quelación. Luego iremos a tratamientos Hiperbáricos que son como si fuera darle oxígeno puro al cuerpo para oxigenar las células pero ya eso se los explico luego... todavía queda mucho por hacer,,, pero de algo estamos seguros,,, Vamos por bueno camino, y con el favor de Dios seguiremos adelante.

Para Cerrar:

Su diarrea ya no es un problema pues hace casi un mes que no le ha dado diarrea ni un día. Su diarrea solo llega cuando comenzamos algún tratamiento nuevo, a lo que su cuerpo se ajusta al cambio o si come algo a lo que él es alérgico.

Dormir todavía es un problema, pero está mejorando. Hay días, (como hoy) en que se despierta bien repetitivo y no quiere responder nada de las preguntas que se le hace pero ya esos días son los menos. Esperamos que mientras sigamos con el tratamiento eso disminuya hasta que desaparezca. El consejo que nos dá el doctor es que nos concentremos en sus problemas físicos primero como los metales, problemas digestivos y viruses y luego vayamos atacando los comportamientos compulsivos y los estímulos repetitivos "stimming".

En los próximos días le haremos pruebas de alergias pues tengo la intuición de que puede tener alergias a la soya y al maíz pues se le ponen rojos los labios y los cachetitos cuando come maíz. El sacarle los productos de su dieta que le dan alergias ayuda a que su sistema inmunológico se dedique a recuperarse y a ponerse mas *fuerte en ves de estar peleando una simple alergia a maíz o a soya o a gluten o a caseína o a yeast. Es por eso que Jesé no come o no debería comer estas cosas. Mientras el sistema inmunológico no esté peleando estas tonterías de alergias, puede concentrarse en hacer cosas más importantes como combatir virus e infecciones. Una de las pruebas de "IgE" mostró ser increíblemente alto, lo que significa que Herie Jesé es súper reactivo a cualquier cosa que le dé alergia y luego no tiene ayuda suficiente de su sistema inmunológico a pelear sus enfermedades, lo que explica por qué Jesé siempre tenía infección de oído y estaba enfermo cada mes. Al quitarle las cosas que le dan alergias y moderarle lo que come, sus enfermedades bajaron al punto que Jesé no ha tenido ninguna infección de oído desde Enero 2008. Herie sólo ha tenido fiebre una vez en el año y ha sido el único nene en su escuela en no enfermarse cuando todos los demás están enfermos con catarro.*

Honestamente, la razón por la que decido sentarme por unas cuantas horas y escribir todo esto es porque pienso que es importante que sus abuelos y tíos entiendan lo que estamos haciendo y que antes que visitemos Puerto Rico sepan que es lo que hemos hecho para llegar a donde hemos llegado. Esto pone a todo el mundo en la misma página y da información para discutir sin tener que ir por la historia uno por uno. Nuestra familia, nuestros papas y nuestros hermanos son súper importante para Javo y para mí. Son, luego de Dios, nuestra fuente de apoyo más grande y son los que junto a nosotros, deben saber de todo esto para poder lucharlo juntos. Cada vez que veo gente y oigo sus historias me siento orgullosa de tener unas familias como las nuestras que quieren y tratan de entender, que se alegran por los logros y lloran con nosotros nuestras dificultades, que oran por milagros en la vida de Jesé todos los días y por nuestra fuerza para continuar ayudándolo. A la misma vez, quiero decirles que jamás dudé de su amor y cariño hacia nosotros durante todo este tiempo, después de todo fue esa certeza y la fe en nuestro Señor la que nos ayudó a tomar la decisión de emprender este camino cuesta arriba.

Un beso,

Capítulo 11: El Poder de la Desintoxicación

Desde que comencé a escribir este libro he estado deseosa por llegar a esta parte para hablar del efecto de la desintoxicación en nuestros niños. Me parece que la desintoxicación es uno de los pasos más importantes y uno que honestamente no deja de asombrarme. ¿Recuerdan cuando les dije que para algunos niños, sólo basta con una dieta y suplementación? A otros, es necesario pasarlos por un protocolo de antihongos y antibacterias en el sistema digestivo. Y hay otros, como nuestro Herie, que sufren de una carga tóxica en su cuerpo que no los deja desarrollarse normalmente. En nuestro caso, fue durante el paso de desintoxicación donde pudimos observar los cambios más drásticos en el comportamiento y el aprendizaje de Herie.

Yo soy una fiel creyente de los devastadores efectos de nuestra contaminación ambiental. El problema de intoxicación en nuestros niños esta aumentando día a día. Es importante reconocer que todos estamos expuestos al mismo tipo de toxinas, metales y cualquier otro tipo de contaminación que se encuentra en nuestro medio ambiente. No obstante, no todos los seres humanos tenemos el mismo nivel metabólico para eliminar estos elementos dañinos de nuestro cuerpo. Esta limitación crea una acumulación perjudicial en el cuerpo. Sea en la sangre, tejidos, huesos o el cerebro.

Muchos de nuestros niños padecen de lo que se denomina como pobre metilación. En otras palabras, sus cuerpos, en muchas ocasiones, no tienen la misma capacidad de remover naturalmente las toxinas y otros elementos dañinos que afectan los procesos de desarrollo y aprendizaje. La desintoxicación o como lo llamamos muchos: el DETOX, es en muchas veces considerado como uno de los pasos del protocolo biomédico que debe hacerse luego que el sistema digestivo se haya recuperado. Esto es porque la mala absorción de los medicamentos utilizados para el proceso de quelación de metales, hacen que el proceso de detox no sea exitoso y muchas veces hasta pueda lastimar aun más el sistema digestivo.

Por otro lado, existen agentes queladores naturales los cuales pueden utilizarse desde el principio del protocolo sin miedo a afectar el tracto digestivo. Entre algunos conocidos se encuentran los siguientes:

Baños de Sal de Epson, Natural Celular Defense: (NCD) y los Baños de Arcilla. Esta última es de las técnicas más conocidas para utilizarse en casa.

Estos agentes queladores naturales pueden ayudar a descargar las vías de absorción de los metales y toxinas acumulados para que así, el cuerpo las utilizé para absorber nutrientes y minerales que necesita para funcionar como debe. Muchos padres que deciden utilizar los métodos naturales para Detox, dan testimonio de lo exitoso que han sido estas técnicas para liberar a sus pequeños de tanta acumulación de metales. Dos de mis sitios de Internet recomendados para aprender de lo que pueden hacer los queladores naturales son las páginas de Internet de AutismO2 (www.autismo2.com) y la de Frente al Autismo. (www.frentealautismo.blogsome.com)

En nuestro caso, nuestro hijo fue recetado para hacerse una prueba de metales la cual llaman prueba de reto con un agente quelador recetado llamado DMSA. El DMSA es un agente de quelación que se especializa en remover mayormente mercurio y plomo entre otros metales. Este, puede suministrarse en forma de crema, o supositorios para evitar afectar al sistema digestivo.

En la prueba de reto, se toma una muestra de orina por 6 horas y luego se suministra el DMSA. Una vez se suministra el medicamento, se vuelven a tomar 6 horas de orina. Estas dos muestras se comparan y se toma la decisión si el niño se beneficiaria o no, de este tratamiento por unos cuantos meses o por el tiempo estimado por el doctor.

Los resultados de nuestra primera prueba de reto fueron sorprendentes. Antes de haber tomado el DMSA, su nivel de expulsión de metales era bien bajo.

Los resultados pueden ser confusos en cierta forma. Uno puede creer que porque las pruebas no enseñan nada, el niño no tiene ningún problema. La realidad es que el que no expulsen nada significa que los metales a los que diariamente están expuestos no están saliendo y por consiguiente, están siendo acumulados en el cuerpo. Solamente haciendo la prueba de reto se tiene una idea de cómo funciona el sistema de eliminación de metales del niño.

Existen pruebas caseras para la detección de metales en nuestros niños. Para más información puede visitar el grupo de Yahoo de Curando el Autismo o
www.frentealautismo.blogsome.com

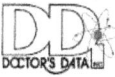

URINE TOXIC METALS

LAB#: U080605-0161-1
PATIENT: Herie Soto Ortiz
SEX: Male
AGE: 3

CLIENT#: 29785
DOCTOR: Bryan Jepson, MD
Medical Center At Thoughtful House
3001 Bee Caves Rd #120
Austin, TX 78746

POTENTIALLY TOXIC METALS

METALS	RESULT µg/g CREAT	REFERENCE RANGE	WITHIN REFERENCE RANGE	ELEVATED	VERY ELEVATED
Aluminum	< dl	< 100			
Antimony	< dl	< 2			
Arsenic	95	< 200	▬▬▬▬		
Beryllium	< dl	< 0.6			
Bismuth	< dl	< 20			
Cadmium	1.2	< 3	▬▬		
Lead	2.5	< 5	▬▬		
Mercury	< dl	< 5			
Nickel	6.5	< 20	▬▬		
Platinum	< dl	< 1			
Thallium	0.3	< 1.1	▬		
Thorium	< dl	< 1			
Tin	8	< 20	▬▬		
Tungsten	< dl	< 2			
Uranium	< dl	< 0.3			

CREATININE

	RESULT mg/dL	REFERENCE RANGE	2SD LOW	1SD LOW	MEAN	1SD HIGH	2SD HIGH
Creatinine	22	15 - 120		▬▬▬▬			

SPECIMEN DATA

Comments:
Date Collected: 6/4/2008
Date Received: 6/5/2008
Date Completed: 6/7/2008

Method: ICP-MS
<dl: less than detection limit
Provoking Agent:

Collection Period: timed: 6 hours
Volume:
Provocation: PRE PROVOCATIVE

Figura 8: Prueba de Reto-Excreción de metales antes de DMSA

91

URINE TOXIC METALS

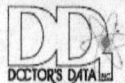

LAB#: U030610-0701-1
PATIENT: Herie Soto-Ortiz
SEX: Male
AGE: 3

CLIENT#: 29785
DOCTOR: Bryan Jepson, MD
Medical Center At Thoughtful House
3001 Bee Caves Rd #120
Austin, TX 78746

POTENTIALLY TOXIC METALS

METALS	RESULT µg/g CREAT	REFERENCE RANGE	WITHIN REFERENCE RANGE	ELEVATED	VERY ELEVATED
Aluminum	< dl	< 100			
Antimony	< dl	< 2			
Arsenic	27	< 200	▬		
Beryllium	< dl	< 0.6			
Bismuth	< dl	< 20			
Cadmium	< dl	< 1			
Lead	5.8	< 5	▬▬▬▬▬▬		
Mercury	< dl	< 5			
Nickel	3.2	< 20	▬		
Platinum	< dl	< 1			
Thallium	0.4	< 1.1	▬		
Thorium	< dl	< 1			
Tin	12	< 20	▬		
Tungsten	< dl	< 2			
Uranium	< dl	< 0.3			

CREATININE

	RESULT mg/dL	REFERENCE RANGE	2SD LOW 1SD LOW	MEAN	1SD HIGH 2SD HIGH
Creatinine	16	15- 120	▬▬▬▬▬		

SPECIMEN DATA

Comments:
Date Collected: 6/7/2008
Date Received: 6/10/2008
Date Completed: 6/11/2008

Method: ICP-MS
<dl: less than detection limit
Provoking Agent: DMSA

Collection Period: timed: 7.5 hours
Volume:
Provocation: POST PROVOCATIVE

Figura 9: Prueba de Reto-Después de uso de DMSA

92

En Septiembre del 2008, cuando Herie tenía ya 3 años y medio, comenzamos nuestro primer ciclo de quelación de metales usando DMSA. Cada ciclo de tratamiento consistía en administrar el DMSA cada catorce días por 3 días consecutivos. Hicimos 6 ciclos. Mientras tanto, nuestro doctor DAN recomendó comenzar a utilizar las inyecciones de B12 y la crema de glutation.

Las inyecciones B12 y la crema de glutatione son ayudantes en el sistema de metilación. La presencia de estos apoya la actividad saludable de este sistema que se encarga de limpiar toxinas y metales del cuerpo.

El primer ciclo, lo completamos sin problemas. Durante el mismo, no vimos nada extraordinario en su comportamiento. Una vez terminamos el segundo ciclo pudimos vivir una de las experiencias mas agradables en el transcurso de la recuperación de nuestro pequeño.

Estábamos mi esposo y yo en casa. Mi amiga Selimar, vino a visitarnos porque estábamos acabando de pasar la tormenta Rita en Houston TX. La mayoría de la gente en la ciudad estaba sin electricidad, incluyéndola a ella.

Mientras conversábamos y nos quejábamos del calor que hacia fuera y de toda la locura alrededor de la ciudad luego de haber pasado la tormenta, note que Herie estaba abriendo puertas del gabinete como si estuviese buscando algo. Le pregunté si quería algo. No contestó. Me acerqué a la lacena, y le ofrecí una galleta. Volví y le pregunté, qué buscaba y una vez más, Herie no contestó.

Yo, ya estaba acostumbrada a no recibir respuestas de Herie. La forma en que nuestra comunicación surgía era la siguiente: yo le preguntaba si quería algo y Herie no contestaba. Yo le volvía a preguntar una y otra vez hasta que hiciera algún sonido o por lo menos repitiera la última palabra de lo que le ofrecía. Dependiendo de la forma que me dijera la última palabra, su tono de voz y su expresión facial, yo sabía si quería o no lo que yo le estaba ofreciendo.

Nosotros los padres no nos damos por vencido fácilmente. Aun sabiendo que muchas veces no va a haber una respuesta, nunca perdemos la esperanza de que nuestros niños algún día si van a responder, algún día. Para mí… ese fue mi día.

Al verme que abría la lacena, se acerco a mí como para ver que le iba a dar de comer. Le pregunté: "¿quieres una galleta?" y para mi gran sorpresa, me miró y me dijo: "sí".

Esta fue la primera vez que oímos a nuestro hijo contestar una pregunta. Nuestra emoción fue compartida, pues nuestra amiga Selimar también pudo darse cuenta enseguida del paso tan grande que Herie había dado. Conteniendo las ganas de celebrar y saltar de la emoción, le pregunté nuevamente: "¿quieres una galleta?" y una vez más volvió a contestarme: "sí". Esta vez levantó su voz como queriendo que yo lo escuchara. En caso de que no lo hubiese escuchado la primera vez. Busqué las galletas y mientras abría el paquete quize arriesgarme a preguntarle algo más. Tenía miedo de arruinar el momento con tanta pregunta que llegara a frustrarlo y le hiciera pensar que yo no lo estaba entendiendo. Pero me arriesgue a preguntarle una vez más: "Herie, ¿qué quieres?". Y con sus ojitos dirigidos a mí me contesto firmemente: "Galleta, yo quiero galleta". Ese día comió más galletas que cualquier día en su vida. Pues le di una cada vez que me la pedía. Aunque luego sufrimos las consecuencias de darle tanta azúcar. Estuvo un poco hiperactivo. Pero…

…valió la pena.

Ya completadas 3 rondas de tratamientos de DMSA, nuestro doctor DAN nos dijo que sería una buena idea hacer una prueba de reto con EDTA. EDTA es reconocido por ser un buen agente de quelación que atrae el plomo; el metal de más abundancia en el cuerpo de nuestro hijo.

Una vez realizada la prueba de reto, vimos que el problema era aun más serio de lo que pensábamos.

A continuación una representación de los resultados con DMSA en comparación con EDTA (Figura 10). La cantidad de plomo que el EDTA podía remover del cuerpo de nuestro hijo era substancial comparado con lo que el DMSA era capaz de extraer. Con DMSA pudimos extraer un máximo de 7.5 en comparación a cuarenta y uno con el EDTA. Esta gran diferencia, ayudó a tomar la decisión de comenzar tratamientos de quelación intravenosa para remover el máximo de plomo que fuese posible.

A continuación, la gráfica de extracción de plomo por cada vez que fuimos a hacer quelación de metales con EDTA intravenoso durante el primer año (Figura 11).

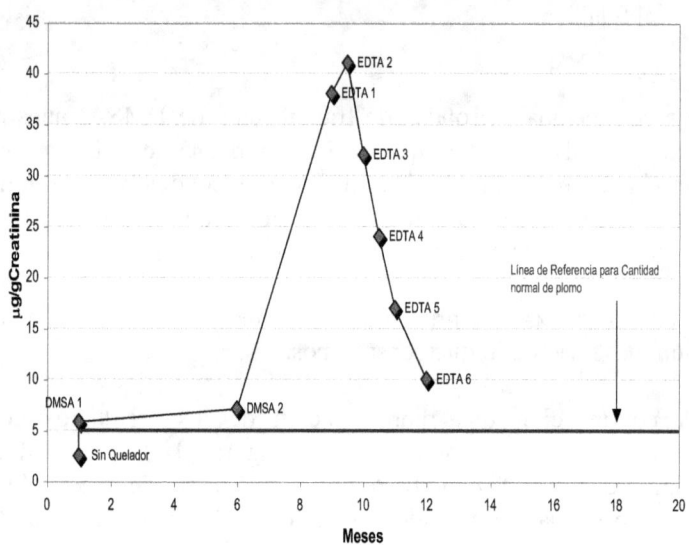

Figura 10: Gráfica de extracción de Plomo en 1 año de tratamiento.

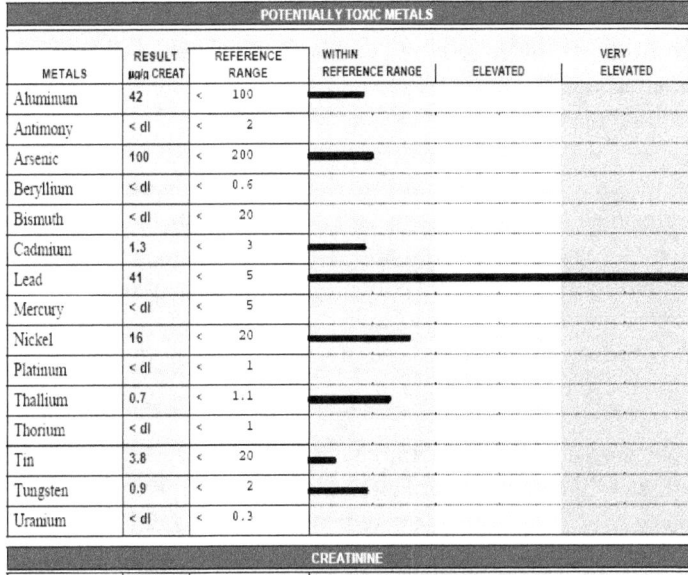

URINE TOXIC METALS

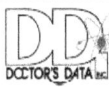

LAB#: U090311-0663-1
PATIENT: Herie J. Soto-Ortiz
SEX: Male
AGE: 3

CLIENT#: 29785
DOCTOR: Bryan Jepson, MD
Medical Center At Thoughtful House
3001 Bee Caves Rd #120
Austin, TX 78746

POTENTIALLY TOXIC METALS

METALS	RESULT µg/g CREAT	REFERENCE RANGE	WITHIN REFERENCE RANGE	ELEVATED	VERY ELEVATED
Aluminum	42	< 100			
Antimony	< dl	< 2			
Arsenic	100	< 200			
Beryllium	< dl	< 0.6			
Bismuth	< dl	< 20			
Cadmium	1.3	< 3			
Lead	41	< 5			
Mercury	< dl	< 5			
Nickel	16	< 20			
Platinum	< dl	< 1			
Thallium	0.7	< 1.1			
Thorium	< dl	< 1			
Tin	3.8	< 20			
Tungsten	0.9	< 2			
Uranium	< dl	< 0.3			

CREATININE

	RESULT mg/dL	REFERENCE RANGE	2SD LOW 1SD LOW	MEAN	1SD HIGH 2SD HIGH
Creatinine	11	15 - 120			

Figura 11: Niveles de plomo excretados del cuerpo con tratamientos de EDTA.

Después de unos meses en el tratamiento de EDTA intravenoso, los cambios en nuestro pequeño fueron añadiéndose. Especialmente, parecía como si entendiera lo que se le hablara. Podía ver un programa completo de TV que no fuera algo que ya se supiera.

No obstante, muchas veces vimos pequeñas regresiones luego de cada tratamiento de EDTA. Estas, por lo general, duraban de 1 a 3 días.

Es un gran estrés para nosotros cuando Herie sufre de alguna regresión. Esta situación, siempre crea mucha tensión en nuestra casa. Yo, por mi parte, me dedico a tratar de entender porque tenemos la regresión y me enfoco demasiado en eso. Tanto, que a veces pienso que me olvido hasta de mi misma. Mi esposo, por su parte, se frustra mucho porque pierde la comunicación con su hijo.

Una vez nos acostumbramos a tener al Herie interactivo, enfocado, juguetón y hablador, se nos hace difícil volver atrás. Gracias a Dios todas las regresiones han sido temporeras. Cuando regresa de una regresión, normalmente regresa mucho mejor de lo que estaba antes. Afortunadamente, las regresiones han ido disminuyendo en intensidad y en frecuencia en los últimos meses.

Recuerdo en especial, un día. Fue un sábado en la mañana. Habíamos terminado el primer tratamiento de EDTA intravenoso unos días antes. Estábamos preparando todo para un viaje de familia. Yo me encontraba con un gran ajoro, preparando comidas y postres. Siempre era así, mucho trabajo en anticipación para no violar la dieta mientras estuviéramos fuera de la casa.

Herie, jugaba en su cuarto de juegos. Mientras yo cocinaba, desde la cocina, podía escuchar que repetía la misma frase una y otra vez. Poco a poco ya podía sentir que mi mente se iba desconectando de lo que estaba haciendo en la cocina y se iba enfocando en el autismo de Herie.

Con mi mente centrada en la repetición de Herie, y mis manos en la cocina, no me di cuenta que el muy listo llegó a la cocina y tomó un huevo y se lo llevó. En unos minutos, escuché que cambió su frase repetitiva y comenzó a mencionar la palabra "bola". Miré a mi lado y vi que me faltaba un huevo de los que había separado para un pastel. Dejé todo y corrí a donde él estaba pero ya era tarde. Herie había tratado de rebotar el huevo en el piso como una bola.

Me invadió la frustración, no porque había perdido el huevo, sino porque al reprenderlo por lo que había hecho, no pude sentir que me entendiera. Era como si hablase para mi sola. Mientras le decía que eso no se hacía, se reía mirando para otro lado, como si no me escuchara. Entre la risa, comenzó a repetir la misma frase que había estado repitiendo toda la mañana.

Con el huevo tirado en el piso, me senté a llorar. Quizás porque estaba tan cansada de haber estado sobre 3 horas en la cocina o porque sentía que nuestro hijo no estaba allí conmigo. Quizás porque todavía yo no había comenzado a digerir la idea de tenerlo con una aguja en su vena cada dos semanas para librarlo de todo el plomo que corría por su cuerpo. Quizás porque me sentía que peleaba con algo mucho mas grande y poderoso que yo. Con un monstruo que parecía inmenso e indestructible.

Allí, sentada en el suelo recostada de la pared, llorando, comencé a extrañar lo que algún día creí. Fue ahí que me di cuenta de lo mucho que había perdido mi fe. De lo que siempre puse primero y que ahora, había sido reemplazado por el autismo.

Sentí fuerza y dolor a la vez. No podía entender porqué me seguía enfocando en algo que yo no tenía control. Yo sé que Dios es mucho más grande y mucho más poderoso que yo. Él, quien tiene el control de todo en mi vida, también debería tener control del autismo en nuestras vidas. Comprendí, que ya no debería concentrar todo mi esfuerzo en tratar de controlar este monstruo. Un monstruo que jugaba un juego sin reglas y hacía lo que quería. Algo tan fuerte que ni con toda mi preparación académica, ni con toda la voluntad del mundo podía explicar el porqué de su existencia en nuestras vidas. Comprendí, que debería enfocarme en tratar de hacernos más fuertes como familia para que juntos, pudiéramos pasar por este autismo que pareciera no tener un final.

Con mis manos en mi cara, llorando y gimiendo del dolor que sentía en ese momento, sentí mi conexión con Dios. Él, que había estado allí esperando en mi casa todo este tiempo para que yo diera mi brazo a torcer. Para que pusiera este monstruo en sus manos y me dedicara a dar lo mejor de mí y a la recuperación Herie, y no a pelear ni a jugar cartas con el autismo.

En ese momento, de nada valía tanta educación...tanta planificación. En ese momento, sentía no tener nada. Me sentía tan vulnerable y tonta a la vez. Me sentía ignorante. No era esa la vida a la que yo estaba acostumbrada. Yo siempre he tenido control de mis problemas, o por lo menos, así siempre lo creí.

Pero entre medio de la confusión, que tanto me agobiaba, estaba Él. Esperando. Fue ahí cuando pude entender. No importa lo que hiciéramos, iban a haber días duros, que nos quitarían las ganas de seguir. Iban a haber también frustraciones y momentos de dolor. Muchas veces, nos sentiríamos vencidos. Pero, Él estaría allí para empujarnos a seguir adelante. El mundo seguiría su rumbo, los días pasarían y el Autismo seguiría existiendo. Era nuestra labor pasarlo y salir victoriosos.

De repente, sentí unas manitas tibias que sacaron mis manos de mis ojos. Al levantar mi vista, me encontré con sus ojos grandes y negros que estaban a punto de llorar. Mirando directamente a los míos me dijo: 'Mami, no estés triste, ¿por qué estas triste?"

Esta fue la primera vez que Herie hizo una pregunta espontánea. Además, fue capaz de reconocer una emoción. Después de todo, nuestro pequeño estaba allí. Dios estaba allí.

Durante los próximos meses, Herie comenzó a pedir ver la televisión y escoger sus programas favoritos. Ya comenzaba a entender un poco más las caricaturas que veía y se reía de cosas como cuando veía a alguien haciendo algo gracioso. Su lenguaje comenzó a expandirse, aunque, aun conversaba para si mismo. Podíamos escucharlo jugar por largos ratos hablando y haciendo historias sobre sus trenes y sus carritos.

Ya no más episodios difíciles para pedir lo que quería. Comenzó a pedir lo que quería comer para desayuno, almuerzo y cena. Cuando quería, me interrumpía para pedirme cereal, hamburger, pizza o pancakes, que eran sus cosas favoritas.

Comenzó a pedirnos que lo lleváramos a sitios específicos como el parque y el gimnasio.

Conocía a todos los miembros de la familia por fotos. Distinguía a sus cuatro abuelos, sus tíos y tías y a uno que otro amiguito con los cuales frecuentemente jugaba.

Comenzó a pedalear su bicicleta y pedía correr su bicicleta por el vecindario. Sabia donde podía encontrar sus vecinitos y constantemente corría su bicicleta hasta su casa y se bajaba de su bicicleta para tocar el timbre de la casa de sus amigos para jugar allí. Aunque a veces se le hacia difícil iniciar juego, se entretenía muchísimo siguiéndolos y jugando con sus juguetes.

Es difícil mantener un ambiente libre de toxinas y contaminantes. Todos vivimos en un mundo altamente contaminado. Algunas cosas de las que nosotros hemos tratado con fines a mantener nuestra casa lo más natural y limpia posible ha sido el cambiar alfombras y colocar pisos de madera para eliminar alergias, analizar el agua para saber si tiene o no metales, colocar filtros para compuestos orgánicos volátiles, eliminar juguetes que contengan pinturas con plomo, no comer alimentos que puedan contener aluminio (ejemplo: baking soda), mercurio (algunos pescados) o arsénico etc.

Es difícil controlar completamente el medio en que vivimos pero sí podemos hacerlo un poco mejor.

Capítulo 12: Apoyo

Durante el transcurso de nuestro andar por el autismo de Herie, hemos conocido las personas más increíbles. Personas a las cuales probablemente no hubiéramos conocido de no haber sido que compartimos un sentimiento mutuo sobre autismo.

Alguien, en una de mis reuniones escolares del grupo ECAP, me mencionó el grupo de apoyo de autismo de nuestra comunidad llamado KAS (Katy Autism Support). Sin pensarlo mucho me añadí a su lista de miembros pensando que sería una buena idea saber como sería la vida de otras personas que vivían con autismo igual que nosotros. No me equivoqué. Fue la mejor decisión que haya tomado. Allí hice muchas amistades, aprendí miles de cosas acerca de que hacer, donde encontrar, como hacer todo lo relacionado a ayudas del distrito escolar, seguros médicos, tratamientos del protocolo biomédico y hasta que escuela de terapias ABA podría ser la mejor para nuestro Herie. Allí conocí a mujeres grandiosas como Catherine y Diane.

La primera actividad a la que participamos con el grupo fue en uno de los parques de la comunidad. La idea de esta reunión era que los niños pudieran jugar en un sitio donde se sintieran cómodos y seguros. Cuando llegamos al lugar, pudimos ver que el parque era cerrado. Tenía una verja a vuelta redonda que hacía imposible que los niños se fueran corriendo a la calle. Era perfecto.

Llegamos al portón de entrada. Allí, había una mamá dando la bienvenida a todo el que entraba. Había un niñito a su lado el cual lucía muy pendiente de cualquier descuido para poder salir corriendo por el portón hacia la carretera.

Saludamos y entramos al parque. Herie, que todavía tenia un poco de problema en entrar a sitios ruidosos, comenzó a llorar. Luego, el llanto se convirtió en gritos los cuales me pusieron nerviosa y me dieron ganas de irme al instante. En medio de sus gritos, llegó una de las mamás del grupo y me comenzó a hablar. Yo, con la vergüenza de que el mío era el único gritando, y ella, como si nada estuviera pasando. Allí no había problemas si Herie gritaba. Pasados unos dos o tres minutos, Herie consiguió un área con arena, dejó de llorar y se quedó jugando tranquilo.

Tuve tiempo de mirar a todos los niños que jugaban, corrían y se divertían. Allí en frente de mí se me presentaba el cuadro de lo que pudiera ser la vida de nuestro hijo de no haber sido dañado por esas tontas vacunas que troncharon su salud y sus deseos de jugar con otros niños.

En eso pensaba, cuando de repente, del área del edificio del centro de actividades del parque, salió un papá llamando hacia el grupo de niños. Aparentemente, muchos de los niños que yo miraba, pertenecían a un grupo que celebraban un cumpleaños en otra área del parque.

Corriendo, salieron los niños del cumpleaños y quedaron los nuestros en el área de jugar. Al segundo que se fueron los niños al cumpleaños, un silencio cundió el área. Era como si de repente el parque quedara vació. Un silencio profundo. Sólo se escuchaban las voces de las mamás que hablaban entre ellas mientras los niños comenzaban a jugar en el área de juegos, Sin ruidos.

Algunos fueron por su lado a jugar solos y otros comenzaron a correr unos detrás de otros para ir a jugar, a deslizarse y a columpiarse. Allí, en el grupo de los juguetones, estaba el nuestro. Jugando. Siguiendo a los demás niños.

En silencio, por mucho tiempo jugaron. Se oían sonrisas sutiles. Era lindo.

Luego comenzamos a oír pequeñas voces pidiendo por jugo y agua. El nuestro le pidió a su papá que lo subiera a un árbol. Y así lo hizo mi esposo. Desde allí estuvo mirando a todos por un buen rato. Fue tan lindo. Tan tranquilo. Era como si supieran que allí podían ser sin importar que.

Entretanto, sentada, viendo a Herie en el parque, conocí a una mamá que era de Puerto Rico y se había mudado a Texas para tratar a su hijo con autismo. Comenzamos a hablar y me contó que ella llevaba haciendo el protocolo biomédico por mucho tiempo. Me contó de las veces que, viviendo en Puerto Rico, dejaba su hija mayor con su esposo mientras ella viajaba en avión a Estados Unidos para evaluaciones y tratamientos. Tanto era el esfuerzo, que decidieron mudarse de una vez y por todas a Estados Unidos para mantener los tratamientos y ayudas para su hijo.

Su hijo, ya de 8 años, era una delicia. En el tiempo que le vi jugando allí, no pude ver nada en su comportamiento que me indicara que tenía autismo. Le dije que el ver a su hijo, me daba muchas esperanzas. Verlo hablar, interactuar y jugar era una bendición. Quizás ella no lo sepa, pero en ese momento, ver a su hijo tan recuperado me hizo recobrar fuerzas una vez más para seguir adelante.

En el tiempo que dialogamos, me contó todo de como comenzó su paso por autismo. Me pareció bien familiar. Habló de las noches sin dormir, de dietas, quelación, alergias, escuela, terapias, gastos médicos y todo lo demás.

Son tantas las cosas que hacemos para lograr la recuperación de nuestros niños que cada uno pudiera tener suficiente historia para un libro. Parecemos radares. Nuestro cerebro está trabajando a tiempo completo en la recuperación de nuestros niños. Nos encontramos, a veces inconscientemente, en constante búsqueda de cambios en comportamiento, marcas rojas en la cara, contacto visual, aleteo de manos, etc.

Actualmente sigo participando del grupo de apoyo y continúo mi amistad con estas madres y padres que me han enseñado muchísimo a ser perseverante y tener fortaleza en momentos difíciles, así como también compartir nuestros logros en el progreso.

A los padres les exhorto que participen de algún grupo de apoyo que crea en la recuperación. La Fundación Curando el Autismo tiene el grupo de apoyo virtual en Yahoo (curandoelautismopr) el cual es excelente para mantener contacto, aprender de las historias de recuperación y hallar contestación a tantas preguntas que puedan surgir durante los tratamientos. Pueden visitar la página de internet www.curandoelautismo.com y allí también encontrarán cómo conectarse al grupo de Yahoo. Además pueden leer las revistas de Curando el Autismo donde se muestra una historia de recuperación en cada ejemplar e información al día de tratamientos sobre autismo.

Capítulo 13: Hasta la China si es necesario...

No es mentira cuando dicen que uno da la vida por los hijos. Hacemos lo que sea para ayudarlos, estamos ahí cuando nos necesitan y damos nuestro amor incondicional, especialmente cuando nuestros niños tienen una condición especial como lo es autismo. Nunca paramos.

Luego de casi dos años de tratamientos y terapias, Herie Jesé mostraba ser un niño completamente diferente. En todos los sentidos. Le encantaba jugar, su contacto visual era espectacular, sus movimientos estimulatorios se habían disminuido hasta casi desaparecer. Seguía instrucciones en interacciones uno a uno y también en grupo. Dormía muy bien, comía súper bien, su nutrición estaba balanceada y estaba muy adelantado en los aspectos académicos comparado con un niño neurotípico de su edad.

Pero todavía quedaban cosas por hacer. Su ecolalia todavía estaba presente y su comunicación era básica. El progreso, aunque notable en otras áreas, no podía verse en su comunicación. No había comunicación espontánea ni mucho menos conversación. Había que ir más allá. Era tiempo de correr la milla extra.

En octubre del 2009 asistí a la Conferencia DAN! en Dallas Texas. Esta es una conferencia donde se presentan los expertos en el protocolo DAN! de todo Estados Unidos. Aquí se dan charlas sobre los pasos básicos del protocolo biomédico como también se discuten los últimos hallazgos en la ciencia para los tratamientos de autismo. La conferencia se divide en dos partes, la conferencia general y la de ciencia.

Decidí asistir a la sección de ciencia, ya que no era la primera vez que oiría sobre el tema del tratamiento biomédico. Ya, en este momento, habíamos hecho todos los pasos básicos estipulados en el protocolo DAN! Mi intención, era la buscar que más había disponible que pudiera representar la última pista para ir formando este rompecabezas en la vida de nuestro pequeño.

Para los padres que aun no han ido a una conferencia sobre tratamientos de autismo les recomiendo que vayan si tienen la oportunidad. Igualmente, en muchos países de Latinoamérica han comenzado ya los esfuerzos para llevar este tipo de conferencias. En Puerto Rico, por ejemplo, se lleva a cabo anualmente el Congreso Internacional Curando el Autismo-CEA. El congreso es uno informativo acerca de todos los tratamientos de autismo existentes junto con terapias convencionales y conducta ABA. Los congresos de Curando el Autismo son gratuitos y en español.

Que experiencia más increíble. Aprendí tanto. Aprendí en especial sobre los efectos del estrés oxidativo, el complejo mundo del sistema inmunológico, nuevos protocolos biomédicos para combatir la cándida, inflamación de los tejidos internos, nuevas pruebas para buscar por marcadores que indiquen la presencia de bacterias (ej. clostridia), indicadores de inflamación y de estrés oxidativo. Todo eso y más.

En el segundo día de conferencias, tuve la oportunidad de ver a un doctor DAN! al cual admiro mucho pues fue su libro una de las herramientas más poderosas para comenzar a tratar a Herie.

Me decidí a hablar personalmente con él en cualquier momento que pudiese durante la conferencia. Aunque se veía casi imposible ya que él siempre estuvo hablando con decenas de padres todo el tiempo.

Luego de haberlo visto hablar del sistema inmune, disfunciones mitocondriales y estrés oxidativo, me decidí que no me iba a ir sin hacer que él fuera el doctor DAN! de mi hijo.

Yo ya había recorrido por dos años la carretera del tratamiento biomédico y había llegado con éxito a donde me encontraba, pero sentía que había llegado el momento de buscar a alguien más para mi equipo, alguien como Dr. Bock.

Fui paciente, y como un radar, estuve vigilando muy bien por donde iba para ver si había un minuto donde pudiese hablar con él. Justo antes de la hora del almuerzo, el sábado 10 de Octubre del 2009 me acerqué y esperé mientras hablaba con otros doctores.

Probablemente, pensó que yo me iría si el seguía hablando por largo rato, pero no. Allí me mantuve todos el tiempo esperando. Luego de un rato, decidió cortar la conversación y se acerco a mí.

Yo, estaba sudando, mis manos sudaban. Este era el doctor que yo tenía que convencer para ver a mi nene. No me conocía, tiene cientos de pacientes igual que mi hijo y probablemente me tomaría por loca por pasarme detrás de el todo el día. Para mi sorpresa, me pregunto con una sonrisa: "¿Querías hablar conmigo?"

Yo buscaba mis palabras pero no las encontré y empecé a llorar. Entre el llanto, el cual siempre me traiciona, le explique nuestra historia. Le dije, que Herie había progresado inmensamente en los últimos dos años pero que pensábamos que había algo más por hacer y necesitábamos ayuda.

Me preguntó si estaba dispuesta a viajar a Nueva York. Le dije que sí. Que iría a la China de ser necesario.

Me dijo que su lista de espera para pacientes nuevos era de un año. Le dije que esperaría.

Luego escuché cuando dijo: Bueno, no se aflija, quizás tenga suerte.

Dejé de llorar y lo miré.

"Me voy de vacaciones pronto", me dijo. "Pero uno de los días que había tomado de vacaciones lo tuve que cancelar y ahora estaré en la oficina, quizás pueda ir a verme ese día. ¿Podría? Es muy pronto. Quizás no le dé el tiempo para hacer los arreglos."

Yo le respondí que no había problema, que me dijera el día que allí íbamos a estar.

Me dijo: "Debes llamar a la oficina y hablar con la secretaria porque ahora mismo no recuerdo el día. Ella te dará una cita."

No pude contenerme la alegría y lo abrazé.

Me dijo: "No se preocupe, juntos lo lograremos. Ya verá."

Espere con ansias una respuesta. Dos días después, dejaron un mensaje en el teléfono de mi oficina que decía: "Sra. Ortiz, necesitamos confirme una cita con el Doctor Kenneth Bock para el 25 de Noviembre del 2009 a las 8:45am. "

De nuevo, lloré. Pero esta vez lloré de la alegría.

Demás esta decir que tuve a mi esposo loco como por dos semanas corriendo de lado a lado, haciendo pruebas, llamando laboratorios, peleando con el seguro médico, etc. ¡Había tanto por hacer!

Andábamos además preocupados que no fueran a cancelar los viajes a causa de mal tiempo o algo parecido. Gracias a Dios todo salió bien. Bueno, fue todo muy agotador, pero sobrevivimos. Salimos de Houston el 24 de Noviembre, y volamos al aeropuerto de Philadelphia. No pudimos conseguir nada más cerca de Rhinebeck ya que la fecha era muy cerca del día de acción de gracias y los vuelos a Newark, NJ y a NY estaban muy caros.

Llegamos a Philadelphia, PA, rentamos un carro y comenzamos nuestra travesía. Seis horas más tarde llegamos al hotel que quedaba a unas 6 millas de la clínica.

Herie Jesé lleno de energía, comenzó a brincar por las camas y a jugar con el teléfono del hotel. Le dimos un baño con agua tibia y se comió un cereal (una de las cuantas cosas que tuve que cargar para no romper su dieta durante el día y medio que íbamos a tomarnos para ir a la cita). Se tomó sus suplementos y a dormir. Nosotros, a trabajar. Me tomó unas 2 horas terminar de llenar algunos papeles para la cita del próximo día y mi esposo aprovechaba para adelantar trabajo de la oficina. Son tantos los días que tenemos que tomar para las terapias y las visitas de médico, que siempre tenemos que cargar con computadoras y con el trabajo de la oficina para adelantar lo que podamos cuando tengamos un tiempito. A las dos de la mañana nos fuimos a dormir y a las 7am ya estábamos listos para la tan esperada cita.

Saliendo del hotel, pudimos ver lo lindo que era Rhinebeck. Un pueblito muy cerca de Albany, NY. Entremedio de montañas y lagos. Es precioso.

Llegamos a la clínica. No parecía una clínica, era una casa como antigua, de madera, pintada de blanca, de dos pisos. Inspiraba calma. Herie entró sin ningún problema.

Mientras firmábamos nuestro nombre en la lista de espera, llegó el doctor a la clínica. Al verme, me reconoció y le dio mucho gusto vernos. Saludó a Herie y subió las escaleras para ir a su oficina. En unos minutos ya estábamos arriba con la enfermera haciéndonos preguntas sobre dietas, suplementos y todo lo demás.

Durante la visita, el doctor miró todos los resultados. Desde el record de vacunas de Herie hasta la última prueba de laboratorio. Estuvo grabando todo lo que decía. Al final, nos habló de los problemas en el sistema inmunológico de Herie, problemas de inflamación y estrés oxidativo.

Entre los ajustes en sus suplementos incluyó el aumento en antioxidantes, anti-inflamatorios y un tratamiento extensivo de antihongos (Nizoral) por el término de tres meses.

Para más información sobre inflamación, estrés oxidativo y

otros problemas relacionados con el sistema inmune y autismo visite www.stopcallingitautism.com/espanol

Bajo su supervisión, hicimos además un tratamiento muy costoso e invasivo llamado IVIG (suministro de anticuerpos por medio intravenoso). IVIG es un tratamiento que ha sido muy exitoso para muchos que sufren de deficiencias inmunes. Lamentablemente, no resultó para Herie. Regularmente, los cambios para las personas a las cuales les afecta positivamente el tratamiento de IVIG, pueden verse en las primeras 48 horas. Herie sólo tuvo algunos vómitos la mañana después del tratamiento pero no pudimos apreciar ninguna mejoría. Como siempre digo, no quiere decir que no trabaje para otros, pero en nuestro caso, no resultó.

Durante el tiempo que estuvimos bajo la supervisión de Dr. Bock, hicimos cámara hiperbárica. Primero la cámara hiperbárica portable por 30 días seguidos. Una hora y media comenzando a las 6AM y una hora y media a las 6PM todos los días. Aunque un poco sacrificado, mi esposo y yo pensamos que valía la pena tratarlo y hacerlo bien de una vez. No fallamos ni un día. Luego de estos 30 días, pudimos observar cambios notables en el contacto visual y la interacción social.

Era como si de repente él se diera cuenta de lo que había en su alrededor. Me comenzó a decir "hola mami" espontáneamente. Comenzaba a moverme la cabeza para que lo mirara cuando necesitaba algo. En fin, bien conectado. Fue tanto el cambio que decidimos hacer otro ciclo de cámara hiperbárica.

Me armé de valor y hablé con mi jefe, le prometí que si me dejaba trabajar fuera de la oficina durante el periodo del tratamiento de hiperbárica, estaría eternamente agradecida. Le expliqué con mucho detalle técnico, de qué se trataba todo el tratamiento y porqué habíamos decidido hacerlo. Le expliqué que el tratamiento había sido reconocido en la comunidad con autismo por tratar inflamación y los resultados positivos que había tenido en un alto número de niños diagnosticados con Autismo. La realidad es que creo que mi jefe sabía que si me decía que no, yo buscaría como hacerlo de todas formas. Después de todo, yo lo había mantenido informado desde el principio de todos los viajes, tratamientos e investigaciones, así que, esto no era nuevo para él. Al final de mi explicación, accedió.

Esta vez el destino en busca de la recuperación de Herie nos llevó a Puerto Vallarta Méjico a la clínica de AutismO$_2$. Allí hicimos el tratamiento de 20 días (2 veces por día) en la cámara hiperbárica clínica (no portable).

Mientras estuvimos en Puerto Vallarta, estuve tratando de adelantar mi trabajo en un cuartito de la clínica durante el día mientras Herie tomaba sus terapias de ABA. El excelente grupo de terapistas de la clínica trabajó muy duro con Herie e hicieron aun más productivo nuestro tiempo mientras estuvimos allí. Tuve la oportunidad de conocer más a mi querida amiga Kerri Rivera. Vi como diariamente atendía innumerables familias en su clínica, muchas de manera gratuita.

Fueron varias las tardes en las cuales nos sentábamos en el patio de su casa a pensar cómo podríamos combinar esfuerzos entre Autismo2 y Curando el Autismo para seguir llegando y ayudando a tantos otros que necesitaban una guía para caminar hacia la recuperación. Desde entonces, seguimos trabajando fuerte, con paso firme, colaborando para ayudar.

Herie logro dar otro paso adelante con el tratamiento de la cámara hiperbárica clínica. Por algunas semanas, Herie estaba muy bien conectado y trataba de hablar más, pedir más cosas y buscar más atención. Yo lo disfrutaba muchísimo. Comenzó a apuntar a cosas y decir lo que eran. Por ejemplo, una tarde vio a uno de los gatos de Kerri y dijo: ¡Mira, un gato! Ambas, Kerri y yo quedamos sorprendidas y emocionadas a la misma vez por el progreso. Además comenzó a hacer maldades por toda la casa y se ponía difícil cuando se le reprendía por lo que hacía, como todo un niño neurotípico.

Los logros con el tratamiento de hiperbárica fueron notables. Lamentablemente, una vez más, lo que para otros pudo haber significado una recuperación completa, no lo fue para Herie. Los cambios sólo duraron unos meses. Una vez más, volvimos al Herie de siempre, ecolálico y más callado. Ahora sabemos que la cámara hiperbárica pudo haber estado controlando la inflamación cerebral y ayudando a oxigenar áreas del cerebro que necesitaban desarrollarse. El problema es que si no se trata la raíz de lo que causa la inflamación, luego de un tiempo, volveremos a tener los mismos comportamientos.

El protocolo DAN! fue para nosotros el paso para traer a Herie a un nivel donde fuera más fácil trabajar con él. Gracias a todo lo que hicimos y explicamos en este libro, Herie pasó a ser de un niño completamente desconectado, dando vueltas, enfermo, aislado, a un niño más pendiente de sus alrededores y con ganas de comunicarse.

Afortunadamente, la mayoría de los niños que hemos visto en Curando el Autismo y otras organizaciones, han podido lograr la recuperación con los pasos fundamentales del protocolo DAN! los cuales atacan muchos de los síntomas y están centrados en manejar ciertos problemas inmunes.

Por otro lado, hay casos como el de nuestro hijo y otros niños que padecen de serios desórdenes inmunes causados por la presencia de viruses y otros agentes patogénicos. Estos son los casos que mejoran inmensamente con el protocolo DAN! pero llegan a un valle en su progreso, se estancan. El protocolo DAN! ayudó a Herie a mejorar su salud. Ya no se enfermaba con infecciones de oído, ni diarreas, ni nada. Herie llegó a mejorar substancialmente todos los marcadores metabólicos y sus problemas intestinales. Además que luego del tratamiento DAN! se veía contento y su carita mostraba un brillo diferente a cuando empezamos a tratarlo. Ya su carita no mostraba la hinchazón bajo sus ojos o la mirada perdida que tenía cuando comenzamos a tratarlo.

Pero aun luego de culminar el protocolo DAN! había que enfocarse en los problemas individualizados del sistema inmunológico.

El sistema inmunológico es quizás el sistema más sensible y delicado de todos los sistemas del cuerpo, cualquier asalto a largo plazo eventualmente afectará a todo el cuerpo. Hay que restablecer cualquier desbalance o desorden que afecte el sistema inmunológico. Una lista de pruebas de sangre que pueden hacerse para verificar problemas o desórdenes del sistema inmune pueden encontrarse en:

www.stopcallingitautism.org/espanol

www.nids.net
www.curandoelautismo.com (REVISTA)

Capítulo 14: Después del protocolo DAN! (NIDS, SCIA, MMS, etc.)

Ya cuando mi esposo y yo estábamos a punto de caer nuevamente en la desesperación de no saber que más hacer, conocimos a Juan Rodríguez (director de la organización Stop Calling it Autism (SCIA)-
www.stopcallingitautism.com/espanol)

La verdad es que estoy convencida que somos benditos y que hay personas especiales en nuestras vidas a las cuales le debemos mucho. **Yeroline Ruiz, Ayleen Cruz, Patricia Rivera, Kerri Rivera y Juan Rodríguez** son ejemplo de esas personas especiales las cuales llegaron a mi familia y cambiaron nuestras vidas. Caminaron con nosotros paso a paso esta vía hacia la recuperación. A ellos, mis compañeros de Curando el Autismo, mis hermanos en el autismo, ¡les quiero tanto!

A Juan lo conocimos mientras buscábamos ayuda para el primer congreso de Curando el Autismo en Puerto Rico en el 2010. (Para más información favor de visitar www.curandoelautismo.com). Juan respondió a un correo electrónico de una gran amiga nuestra y le contó que le interesaba mucho apoyar la causa porque él también había vivido con autismo en su hogar por algunos años con su hijo Daniel. Mientras leía su correo se me erizaba la piel, especialmente cuando leí que él había podido lograr la completa recuperación de su hijo Daniel. ¡Otro más! Sin titubear, lo contacté ese mismo día y fue Juan Rodriguez quien nos introdujo al mundo de NIDS, problemas inmunes relacionados al comportamiento, activación microglial y las nuevas vías de recuperación para niños que como Herie ya lo habían y Dr. Goldberg.

La historia de Daniel, el hijo de Juan Rodriguez puede encontrarse en el internet (http://stopcallingitautism.net/danielsstory.html). Recuerdo haber visto esta página y los videos una y otra vez llorando de esperanza de que mi hijo algún día pudiera alcanzar el mismo funcionamiento que Daniel había podido alcanzar. Juan habló conmigo por horas, explicándome todas las raíces que, según aprendió con el protocolo de NIDS y otros estudios independientes que hizo mientras trabajaba con su hijo, eran responsables de los desórdenes inmunes que provocaban el autismo en nuestros niños.

Me recomendó, que visitara a Dr. Goldberg. Un doctor pediatra en California (http://www.neuroimmunedr.com/).

¡Y para allá fuimos! Sin saber que nos estaríamos enfrentando a un mundo nuevo de posibilidades para curar a Herie. El 29 de Julio del 2010 tuvimos nuestra primera visita con Dr. Goldberg.

Su oficina se encuentra en Tarzana California, a menos de una hora al norte de la ciudad de Los Ángeles y de la ciudad de Anaheim. Ambas ciudades cuentan con aeropuertos convenientemente localizados desde los cuales se puede manejar hasta la oficina.

Al llegar, nos enviaron a un cuarto de los que usan los doctores para examinar pacientes. Al contrario de otros doctores, Dr. Goldberg tiene sus consultas en la sala de espera. Así, el niño puede actuar más natural y él puede tener una mejor idea del comportamiento y de cómo el niño interactúa con lo que le rodea.

Esperamos como 25 minutos y nos llamaron a la sala de espera para ver al Doctor. Bueno, de más esta decir que teníamos varios sentimientos encontrados. Esta no era la primera vez que probábamos algo nuevo en tratamientos para Herie y cada vez que lo hacíamos, aunque mejorábamos, llegábamos otra vez a un llano donde no había más avance.

Una vez más, tuvimos que contestar todas las preguntas acerca de la historia de Herie. Pero esta vez era diferente, luego de unas cuantas preguntas, el doctor hablaba y nosotros escuchábamos. En otras ocasiones, mi esposo y yo parecíamos los doctores y el doctor solo daba su opinión sobre uno que otro tratamiento. Esta vez, sentimos que Dr. Goldberg nos guiaba, y no nosotros a él.

En su consulta de tres horas, nos explicó que Herie, según su experiencia, sufría de lo que se conoce como NIDS (neuroimmune dysfuction syndrome, o síndrome de disfunción neuroinmune). Nos explicó con mucho detalle como nuestros niños son diagnosticados erróneamente con autismo cuando lo que realmente tienen es una enfermedad. Cuando se le diagnostica con una enfermedad como NIDS, la comunidad médica debe entonces enfocarse en una cura y no recostarse de un diagnóstico de autismo para no hacer nada.

Mientras nos hablaba, encontré que todo lo que decía tenía sentido. Mas allá de su carácter un poco, o mejor dicho, un tanto arrogante, este doctor sabía de lo que hablaba. Después de todo, más de un 90 por ciento de los niños que conozco que han sido diagnosticados con autismo no cumplen con todas las características de una persona autista. Algunos hablan, otros son cariñosos, otros son sociables, etc. Entonces, según Dr. Goldberg, nuestros niños tienen un desorden inmune a causa de viruses u otro tipo de patógenos que afectan al sistema neurológico causando las características "autistas" Esto es una enfermedad neuroinmune, no es autismo, y por tal, tiene cura.

O sea, este señor me estaba diciendo que Herie estaba enfermo, y eso yo lo sabía, pero además nos dijo que él sabía cuál era la causa de lo que tenía y sabía como curarlo. Eso no me lo había dicho nadie.

Su experiencia, sin haberle hecho estudios de sangre a Herie, era que la mayoría de los niños que él atendía en su oficina, padecían de inflamación cerebral a causa de la presencia de viruses. Entre estos viruses se encuentran la familia del Herpes incluyendo el Herpes-6. El sistema inmunológico trata de protegerse creando una respuesta inflamatoria. Partes del cerebro comienzan a inflamarse y por consiguiente el flujo sanguíneo que debe llegar, no llega. Cuando la sangre no llega a una parte específica del cerebro, esta parte no recibe la oxigenación necesaria y por consiguiente, no se desarrolla. Hay otras partes que reciben demasiada oxigenación y eso también es un problema. Lamentablemente, las áreas mayormente afectadas, según su experiencia con niños diagnosticados en el espectro de autismo, son las áreas del cerebro responsables del lenguaje, interacción, comunicación y todas las otras áreas donde nuestros niños tienen mayor dificultad de desarrollar correctamente.

Entonces, haciendo un estudio llamado Neuro SPECT Scan, Dr. Goldberg puede ver fotos de que áreas del cerebro están recibiendo el flujo sanguíneo adecuado. De esta forma, él puede dejarse llevar para escoger el tipo de medicamentos que reducen la infección viral, bajan la inflamación, restablecen el sistema inmune y aumentan el flujo sanguíneo a aquellas partes del cerebro que lo necesitan. Esta es la base del protocolo de NIDS.

Lo más adecuado es que antes de comenzar el protocolo de NIDS, se haga un estudio de Neuro SPECT Scan para tener una base para comparar luego de que se siga el tratamiento por algunos meses. En nuestro caso, Dr. Goldberg decidió comenzar el tratamiento sin ver un Neuro SPECT Scan. Le pareció que Herie era un caso muy parecido a muchos que él ha tratado. Nos dio una receta para un antiviral y nos cambió la dieta de Herie. Quitó la leche de arroz, y la cambió por leche de cabra, le quitó toda clase de granos enteros (whole grain) y frutas tropicales que fueran consideradas altamente alergénicas, nos exhortó que de ninguna manera podíamos darle a Herie nada proveniente de la leche de vaca y nos explicó que si queríamos darle harina de trigo, deberíamos hacerlo solamente utilizando la harina de trigo bien procesada, nada de harina entera (whole wheat) envió la lista de pruebas de sangre para estudiar los marcadores de inflamación y desórdenes inmunes de Herie y así poder modificar su tratamiento.

Allí, en su oficina, le hicimos las muestras de sangre a Herie (unos 10 tubitos de muestras). Luego, el Dr. le hizo un chequeo general (oídos, garganta, pecho, etc.) y nos dijo que hablábamos en 4 semanas para discutir las pruebas y hacer modificaciones al tratamiento.

HSV 1 and 2-Specific Ab, IgG				
HSV 1 IgG, Type Spec	3.20	High	index	0.00-0.90
HSV 2 IgG, Type Spec	1.55	High	index	0.00-0.90
Cytomegalovirus (CMV) Ab, IgG				
CMV Ab, IgG (Cytomegalovirus)	7.9	High	index	0.0-0.8
EBV Ab VCA, IgG				
EBV Ab VCA, IgG	>8.0	High	AI	0.0-0.8
HHV 6 IgG Antibodies				
HHV 6 IgG Antibodies	3.56	High		

Figura 12: Primeros resultados de los niveles de viruses de Herie.

Ya llevamos un año haciendo el tratamiento de NIDS con buenos resultados. Luego de sólo unos meses, sus viruses desaparecieron, con la excepción del Herpes 6 el cual todavía estamos tratando. Herie despertó. Es como si una vez comenzáramos a neutralizar su sistema inmune y a atacar la inflamación, Herie sólo quería aprender y ser parte de lo que pasaba a su alrededor. Junto con el programa de ABA, Herie logró en menos de un año, cambiar de una terapia uno a uno a poder estar en un grupo de niños de 6 con una maestra. Comenzó a tomar parte de las actividades de la casa, a tener más personalidad y tomar algunas decisiones como que ropa ponerse, que quería comer, que quería jugar, etc. Comenzó a leer y a usar oraciones más completas.

Dr. Goldberg fue muy claro en explicar que su labor es la de curar la enfermedad del niño. Una vez, el niño despierta, comienza a sentirse atraído por sus alrededores, y está más alerta, entonces comienza nuestra labor de enseñanza. Las partes del cerebro que no tuvieron ninguna función por causa de la inflamación y el bajo flujo sanguíneo, están ahora comenzando a activarse. Hay que comenzar con paciencia, recuerde que el desarrollo de estas áreas se detuvo a los 2 años de edad. Hay que comenzar a recuperar todo el terreno perdido poco a poco. Es en esta parte donde se trata de tener al niño más en contacto con niños neurotípicos para que pueda aprender de ellos y comenzar a interactuar de manera natural.

En casa, seguimos trabajando con Herie. Pero ahora es diferente, es como si entendiera todo y estuviera dispuesto a aprender. Es increíble como nuestra vida a dado un giro tan grande en los últimos meses. Luego de 10 meses en el tratamiento hicimos un Neuro SPECT Scan y las imágenes del cerebro de Herie fueron, sin duda, concertantes. Todavía queda trabajo que hacer y áreas del cerebro para trabajar donde aun no hay nada de actividad (Ver figura 14). Lamentablemente no hicimos este estudio al principio, antes de comenzar NIDS. Lo que podemos deducir es que si el progreso de Herie es proporcional a la recuperación de áreas del cerebro, entonces, su Neuro Spect Scan, antes de NIDS debió ser más alarmante.

Como pueden ver en la figura 14 y 15 (lado izquierdo), los huecos en las imágenes demuestran las áreas donde el Neuro Spect Scan no detecta actividad cerebral. Mediante el tratamiento al sistema inmune estas áreas pueden activarse y desarrollarse. Uno de los casos que demuestran este tipo de recuperación, es el caso de Daniel, hijo de Juan Rodriguez (figura 15). Una vez el niño alcanza la activación de las áreas del cerebro y llega a un estado normal en su cerebro, entonces el niño ya está preparado para comenzar a desarrollar esas áreas de la comunicación, interacción social etc. Estas imágenes confirman que es posible llegar a la recuperación cerebral de nuestros niños mediante la estabilización del sistema inmune.

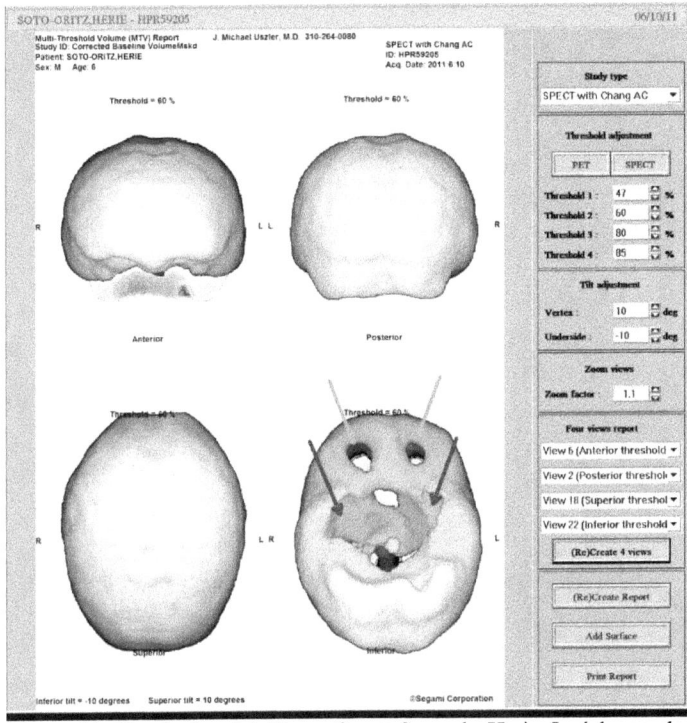

Figura 14: Resultados del Neuro Spect Scan de Herie Jesé luego de 10 meses de tratamientos en NIDS.

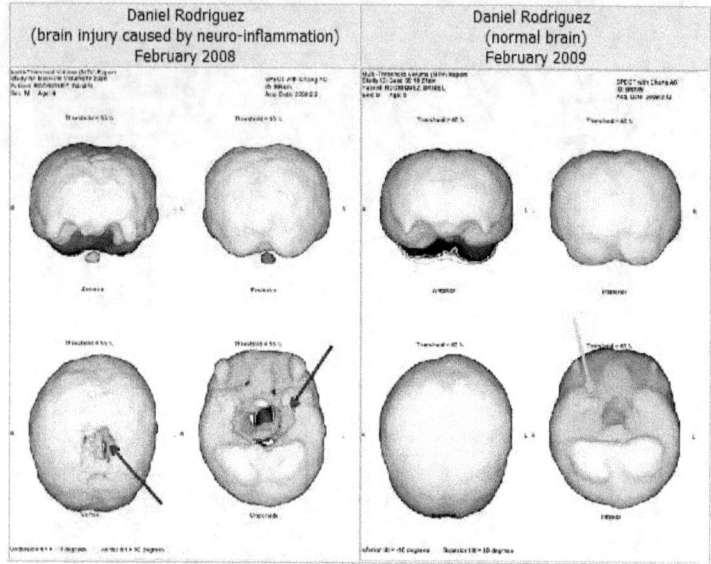

Figura 15: Comparación del cerebro de un niño antes y después del tratamiento al sistema inmune.

En nuestro caso, la incorporación de tratamientos para la inmunodecifiencia primaria causada por la deficiencia de las células "Natural Killer" (NK cells) y la activación microglial hicieron una gran diferencia. Estos tratamientos incluyen la prevención y tratamiento de infecciones, refuerzo del sistema inmune, y el tratamiento de la activación microglial que (Según SCIA) es la raíz de todos los problemas inmunes. Estos tratamientos se deben seguir hasta que todas las funciones del sistema inmune hayan sido restablecidas.

Estos tratamientos incluyen:
1. Medicinas Antivirales
2. Medicinas Anti-hongo
3. Antibióticos
4. Medicinas y suplementos para aumentar la actividad de las células NK.
5. Medicinas para evitar la activación microglial y reducir los niveles de oxido nítrico
6. Terapia de reemplazo de inmunoglobina

Además hemos hecho tratamientos esporádicos de MMS (Miracle Mineral Solution) que han ayudado muchísimo a mantener los patógenos y la cándida bajo control durante el tratamiento de NIDS. La combinación de NIDS junto con medicinas para evitar la activación microglial y MMS ha dado a Herie el empuje que necesitábamos para llegar más cerca a tener un niño completamente recuperado.

Para más información sobre la activación microglial visite las siguientes páginas web:
www.stopcallingitautism.com/espanol y el grupo de SCIA:

Que es NIDS?

(Neuro Immune Disorder Syndrome)-Síndrome del desorden
neuroinmune. Es causado por un desorden en el sistema
inmunológico ya sea que el mismo este trabajando por encima
o por debajo de sus funciones regulares.

**Lo que llamamos "Autismo" no es nada más que el caso
extremo de lo que puede ser un mecanismo de protección
del sistema inmune.**

Como se determina si un niño tiene o no NIDS?

Regresión luego de su segundo año, alergias, enfermedades
leves frecuentes, respuesta rápida a las enfermedades leves,
historia de mala alimentación, intolerancia alimentaria,
problemas sensoriales, retraso del desarrollo sobre todo en la
zona del lenguaje y habla.

NIDS está basado en que los síntomas de autismo son la causa
de inflamación (respuesta del sistema inmunológico) a causa de
la presencia de patógenos (viruses, bacterias etc). Esta
inflamación puede causar bajo flujo de sangre en el cerebro
haciendo que áreas del cerebro (lóbulo temporal) que afectan el
lenguaje y el habla, además de la interacción social y hace que
estas áreas no se desarrollen apropiadamente.

Estudios demuestran (con el uso de NeuroSPECT Scan) áreas del cerebro con manchas negras y hoyos mostrando áreas sin actividad y ¡NO DESARROLLADAS!

Con el tratamiento efectivo, estas áreas vuelven a la normalidad y los niños se recuperan.

Dieta: NO a los granos enteros, frutas tropicales ni fresas, productos derivados de la leche de vaca (dairy), azúcar.
Antivirales: Valtrex, Famvir, Imunovir, Naturales
Antihongo: Diflucan, Nizoral, Naturales
Probióticos
SSRI (Celexa, Paxil, etc. Reguladores de seratonina que afectan/regulan el flujo sanguíneo en las áreas del cerebro no desarrolladas.)

Para más información sobre los detalles y dosis de medicamentos en el protocolo de NIDS puede leer el libro en inglés:
The Myth of Autism (http://www.amazon.com/The-Myth-of-Autism-ebook/dp/B0052ZO78E/ref=sr_1_1?s=digital-text&ie=UTF8&qid=1314641323&sr=1-1)

Recuerde que su hijo ha estado "dormido" por mucho tiempo. Una vez despierte, esté más alerta y dispuesto a aprender tenemos que dedicarle tiempo a enseñarle, recuperar el tiempo perdido en la nube del autismo y comenzar a desarrollar desde las destrezas más básicas. Aunque sea raro ver un niño de 5 años comportándose como uno de 2, hay que enseñarle poco a poco, comenzando con lo básico y ellos aprenden. Una vez, nuestros niños despiertan, ellos quieren estar con nosotros.

Recuerde que las terapias, la escuela y actividades extracurriculares, aunque difíciles muchas veces, son la mejor forma de integrar al niño al mundo corriente. Seguimiento en el hogar es esencial, esta es la parte más difícil una vez el niño vaya recuperándose. Cada minuto es un minuto de enseñanza.

Los cambios, aunque no se noten de un día para otro, mientras estemos curando el sistema inmune

La mejor historia de recuperación que pueden apreciar por el internet, es la historia de Daniel. Visite http://stopcallingitautism.net/brainspectscans.html donde verá los Neuro SPECT Scans y la recuperación completa de la actividad cerebral luego de tratamientos del protocolo para restablecer el sistema inmune. A la vez, puede ver los videos de antes y después.

Hoy somos dichosos de tener a un pequeño travieso corriendo por toda la casa, inventando juegos y sonriendo. Son muchas las historias de libros que terminan en finales felices. Nuestra felicidad está aquí. Por fin. Ver que nuestro hijo quiere estar con nosotros, nos llena de un inmenso gozo, difícil de entender para todos aquellos que nunca han perdido algo querido. Después de todo, nuestro Herie estuvo perdido por tanto tiempo que ni el resto de nuestras vidas será suficiente para terminar de disfrutar cada minuto, cada segundo de su regreso a nosotros.

De aquí en adelante, seguimos de la mano, paso a paso, saliendo un poco día a día, recuperando, victoriosos.

Apéndice

Apéndice A

Entendiendo la Dieta libre de Gluten y Caseína
Lorna Ortiz, PhD.

¿Cuántas veces ha usted escuchado sobre la dieta para autismo? ¿Sabía usted que intervenciones nutricionales o dietéticas han demostrado ser muy beneficiosas no sólo para autismo pero también para ADHD, asma, y alergias?

Si usted o su hijo(a) padece de alguna de estas condiciones, es muy probable que una intervención nutricional le ayude a tratar, y en muchas veces, a curar (desaparecer los síntomas) estas condiciones.

El Dr. Kenneth Bock en su libro Healing the New Childhood Epidemics (Autism, ADHD, Asthma and Allergies), explica que existen 6 diferentes dietas que son utilizadas el Programa de Sanación[1]:

1. Dieta libre de Gluten y Caseína (Dieta GF/CF)
2. Dieta de reacción a comidas específicas
3. Dieta anti – cándida
4. Dieta anti-hipoglicemia
5. Dieta de carbohidratos específicos
6. Dieta de bajos oxalatos

Este artículo, se enfocará en la discusión acerca de la dieta GF/CF y libre de soya (SF).

No cabe duda alguna de que una de las cosas más difíciles en este tratamiento es la implementación de la dieta. Es un reto tener que quitar el pan, pastas, y todo lo que contiene harina, al igual que todo lo que contiene leche de la dieta de nuestros hijos. La situación es peor aun cuando muchos de nuestros hijos, lo único que comen son estos alimentos con gluten y con caseína. Escribimos este artículo para recordarle que aunque difícil, esta parte de la intervención dietética es una de las más exitosas en muchos de los casos tratados.

El Instituto de Investigación de Autismo (ARI) publicó en Marzo del 2009, un estudio donde se demuestran las estadísticas de los efectos de intervenciones biomédicas en los comportamientos relacionados al autismo (Ver Tabla) En este estudio, de todas las intervenciones realizadas, la dieta libre de gluten y caseína mostró tener un 69% de mejoría basado en 3593 casos estudiados. Es la intervención biomédica con más éxito en mejorar a nuestros pacientes con autismo.

La Dieta GFCF, aunque famosa para el tratamiento de autismo, nos se limita a esta condición. Algunos doctores DAN!, han documentado que la dieta ayuda también a tratar ADHD y asma. Además, esta dieta es una dieta anti-alérgica, lo que la hace apropiada para niños con alergias clásicas a comidas con gluten y caseína, como lo son la harina y la leche.

[1] Extraído de la traducción del libro Healing the New Childhood Epidemics (Autism, ADHD, ASTHMA and Allergies) from Dr. Kenneth Bock.

PARENT RATINGS OF BEHAVIORAL EFFECTS OF BIOMEDICAL INTERVENTIONS
Autism Research Institute • 4182 Adams Avenue • San Diego, CA 92116

The parents of autistic children represent a vast and important reservoir of information on the benefits—and adverse effects—of the large variety of drugs and other interventions that have been tried with their children. Since 1967 the Autism Research Institute has been collecting parent ratings of the usefulness of the many interventions tried on their autistic children.

The following data have been collected from the more than 27,000 parents who have completed our questionnaires designed to collect such information. For the purposes of the present table, the parents responses on a six-point scale have been combined into three categories: "made worse" (ratings 1 and 2), "no effect" (ratings 3 and 4), and "made better" (ratings 5 and 6). The "Better:Worse" column gives the number of children who "Got Better" for each one who "Got Worse."

BIOMEDICAL/ NON-DRUG/ SUPPLEMENTS	Got Worse[A]	No Effect	Got Better	Better: Worse	No. of Cases[B]
Calcium[E]	3%	60%	36%	11:1	2832
Cod Liver Oil	4%	41%	55%	14:1	2550
Cod Liver Oil with Bethanecol	11%	53%	36%	3.4:1	203
Colostrum	6%	56%	38%	6.8:1	851
Detox. (Chelation)[C]	3%	23%	74%	24:1	1382
Digestive Enzymes	3%	35%	62%	19:1	2350
DMG	8%	50%	42%	5.3:1	6363
Fatty Acids	2%	39%	59%	31:1	1680
5 HTP	11%	42%	47%	4.2:1	644
Folic Acid	5%	50%	45%	10:1	2505
Food Allergy Trtmnt	2%	31%	67%	27:1	1294
Hyperbaric Oxygen Therapy	5%	30%	65%	12:1	219
Magnesium	6%	65%	29%	4.6:1	301
Melatonin	8%	26%	66%	8.3:1	1687
Methyl B12 (nasal)	10%	45%	44%	4.2:1	240
Methyl B12 (subcut.)	6%	22%	72%	12:1	899
MT Promoter	8%	47%	44%	5.5:1	99
P5P (Vit. B6)	11%	40%	48%	4.3:1	920
Pepcid	11%	57%	32%	2.9:1	220
SAMe	16%	62%	23%	1.4:1	244
St. Johns Wort	19%	64%	18%	0.9:1	217
TMG	16%	43%	41%	2.6:1	1132

BIOMEDICAL/ NON-DRUG/ SUPPLEMENTS	Got Worse[A]	No Effect	Got Better	Better: Worse	No. of Cases[B]
Transfer Factor	8%	47%	45%	5.9:1	274
Vitamin A	3%	54%	44%	16:1	1535
Vitamin B3	4%	51%	45%	10:1	1192
Vit. B6/Mag.	4%	46%	49%	11:1	7256
Vitamin C	2%	52%	46%	20:1	3077
Zinc	2%	44%	54%	24:1	2738
SPECIAL DIETS					
Candida Diet	3%	39%	58%	21:1	1141
Feingold Diet	2%	40%	58%	26:1	1041
Gluten-/Casein- Free Diet	3%	28%	69%	24:1	3593
Low Oxalate Diet	7%	43%	50%	6.8:1	164
Removed Chocolate	2%	46%	52%	28:1	2264
Removed Eggs	2%	53%	45%	20:1	1658
Removed Milk Products/Dairy	2%	44%	55%	32:1	6950
Removed Sugar	2%	46%	52%	27:1	4589
Removed Wheat	2%	43%	55%	30:1	4340
Rotation Diet	2%	43%	55%	23:1	1097
Specific Carbohydrate Diet	7%	22%	71%	10:1	537

A. "Worse" refers only to worse behavior. Drugs, but not nutrients, typically also cause physical problems if used long-term.
B. No. of cases is cumulative over several decades, so does not reflect current usage levels (e.g., Haldol is now seldom used).
C. Antifungal drugs and chelation are used selectively, where evidence indicates they are needed.
D. Seizure drugs: top line behavior effects, bottom line effects on seizures
E. Calcium effects are not due to dairy-free diet; statistics are similar for milk drinkers and non-milk drinkers.

Los síntomas que comúnmente comienzan a mejorar con la implementación de la dieta GFCF son destrezas del lenguaje, desórdenes intestinales, desórdenes en el estado de ánimo, hiperactividad, problemas en la piel (eczema), insomnio, fatiga, desórdenes cognitivos, y algunos desórdenes metabólicos como lo son los problemas con la tiroide.

Dieta sin Gluten:

Al igual que otros componentes alimenticios que causan alergias o reacciones, el gluten es una proteína. Tiene una textura pegajosa, la que ayuda a los productos con harina a poderse hornear sin problemas. Lamentablemente, una gran mayoría de personas tienen una deficiencia de la enzima que se encarga de digerir el gluten apropiadamente. Esta enzima es llamada DPP4. La enzima DPP4 es también la enzima responsable de digerir los productos lácteos. En los casos donde existe la deficiencia de DPP4, el gluten no puede ser digerido en su totalidad. Esta digestión parcial crea proteínas parciales o péptidos. Muchas veces, estos péptidos pueden simular la composición química de un opioide. Estos péptidos son muy similares también a las endorfinas. Las endorfinas son compuestos producidos por la glándula pituitaria para uso del cuerpo humano. Producen una sensación de alivio al dolor y al estrés similar a la morfina. Las moléculas de endorfina se conectan a receptores en el cerebro para remover la percepción de dolor. Las endorfinas trabajan como "analgésicos naturales".

Algunas drogas como por ejemplo: la heroína, pueden engañar y estimular artificialmente estos receptores. Estas drogas se asemejan en estructura a las endorfinas, así que los receptores no pueden diferenciarlas y se conectan a la droga pensando que es endorfina. Al conectarse a la droga, los receptores ya no pueden operar normalmente y se producen síntomas bien cercanos a los de psicosis. Lo mismo ocurre con los péptidos producidos por la digestión parcial del gluten. Los receptores se conectan a estos péptidos que también son similares en estructura a la endorfina, y se producen los síntomas de desconexión de la realidad o del entorno y la mirada perdida entre otros síntomas relacionados que sufren nuestros niños con autismo. Estos síntomas, son muy atractivos para nuestros niños y a la vez son adictivos. Es por eso que es tan difícil eliminar el gluten de su dieta. El cuerpo lo desea. El cuerpo se convierte adicto a la sensación que produce el comer gluten. (Extraído de la publicación: *Twenty-nine medical causes of "schizophrenia"* por Carl C. Pheiffer, PhD, M.D.)

A los daños producidos por el gluten, se le añade también el efecto dañino que causa en el proceso de metilación.[1] El proceso de metilación en nuestro cuerpo es el mecanismo por el cual somos capaces de remover las toxinas del cuerpo. La metilación ayuda además a mantener los niveles apropiados de neurotransmisores, especialmente la dopamina. La dopamina es el neurotransmisor comúnmente relacionado con ADHD y también con problemas de obesidad.

Dieta sin Caseína:

La caseína es una de las proteínas primarias en la leche y en los productos lácteos incluyendo el queso, crema y mantequilla. De todas las proteínas de la leche, la caseína es la más difícil para digerir. La deficiencia en la enzima DPP4 significa que la caseína sólo será digerida parcialmente creando una proteína parcial llamada caseomorfina. La caseomorfina crea los mismos síntomas y las mismas sensaciones que crean las especies que vienen de los péptidos del gluten. Esta sensación de intoxicación que sienten nuestros niños es adictiva, lo que hace que sean tan apegados a la leche y sea tan difícil eliminarla de su dieta.

No confunda la intolerancia a la lactosa con deficiencia de DPP4. Las personas con intolerancia a la lactosa, pueden resolver su intolerancia con enzimas lactasas. Estas enzimas NO ayudan a la deficiencia de DPP4 ni a la alergia a la caseína.

Entonces, la única forma de poder ayudar a nuestros niños a sobrepasar estos problemas es eliminando los productos lácteos y el gluten de sus dietas. Los resultados luego de haber eliminado la caseína de sus dietas puede observarse relativamente rápido. Casi siempre el cambio en los comportamientos relacionados al autismo, ocurre en algunos días. Pero en algunos casos, puede tomar hasta tres semanas. Por el contrario, los resultados positivos luego de haber eliminado el gluten requieren unas cuantas semanas y a veces puede tardarse meses. El gluten, tiende a mantenerse dentro del cuerpo por más tiempo.

Basado en las recomendaciones de Dr. Kenneth Bock, para tratar la dieta libre de Gluten y de Caseína se debe considerar:

- Al menos 3 semanas para la caseína
- Al menos 3 meses para el gluten

Es muy frustrante cuando al hablar con madres me comentan que la dieta no funciona sin haberla tratado por más de 1 semana. Como madre de un niño que ha mejorado substancialmente con esta dieta, y como representante de CEA, les exhorto que traten la dieta como parte fundamental de su plan para combatir el autismo de sus hijos.

Apéndice B:
¿Por qué NIDS?

(Información traducida de la página web de NIDS www.nids.net)

Muchos padres piensan que el peor momento de sus vidas es cuando reciben el diagnóstico de autismo de sus hijos, y se les dice que el futuro no tiene esperanza porque "nada se puede hacer." La mayoría de los padres no aceptan esta declaración y empiezan a buscar todo lo que podría ayudar a sus hijos. Lo que encuentran es una variedad de opciones de tratamiento, todos promocionando sus ventajas. La terapia de vitaminas, terapia auditiva, dieta de eliminación, numerosas terapias conductuales, paseos a caballo, terapia del habla, y así sucesivamente. Todas las opciones tienen algo que ofrecer. ¿Qué deben hacer los padres? ¿Cómo hacer la mejor decisión? ¿Qué pasa si se equivocan? ¿Cómo van a pagar por ello? Así comienza la segunda etapa más difícil, encontrar el mejor plan terapéutico que dará como resultado el volver a tener un niño neurotípico.

Lo primero que hay que discutir es la definición de autismo. Si nos fijamos en cualquier libro de texto de medicina, encontraremos que el autismo se describe como un trastorno neurológico que afecta a 1 de cada 10,000 personas desde que nacen. Y que además, el niño(a) con esta condición se verá afectado desde su nacimiento y tendrá toda una vida con autismo. Pero la realidad es que en los últimos años se ha vuelto muy claro que hay muchos niños diagnosticados con autismo, se desarrollaron con normalidad hasta la mitad de su segundo año de vida.

En algunas partes del mundo ya se ha informado de que el número de niños afectados ha aumentado a 1 por cada 500 y hasta 1 en cada 100. Un aumento de esta magnitud en tan corto tiempo se considera una epidemia. Y por definición, no puede haber una epidemia de una enfermedad del desarrollo neurológico. Puede que haya niños con autismo, y que estos existan 1 en 10,000 pero nuestros niños que nacen bien, sin autismo y luego de los dos años comienzan a desarrollar conductas autistas, sufren de una enfermedad llamada Síndrome del desorden neuroinmune.(NIDS por sus siglas en inglés Neuro Immune Disorder Syndrome).

NIDS es causado por un desorden en el sistema inmunológico ya sea que el mismo esté trabajando por encima o por debajo de sus funciones regulares. El sistema inmunológico es quizás el más sensible de todos los sistemas del cuerpo, y como tal, cualquier asalto a largo plazo eventualmente afectará a todo el cuerpo. ¿Ha tenido usted alguna vez esa sensación espacial cuando tiene un resfriado o alergias? Por lo general, el sentirse de esta forma causa que deje de hacer lo que está haciendo y comience a cuidarse a sí mismo para que su cuerpo pueda concentrarse en deshacerse de los gérmenes invasores que son los causantes de su enfermedad.

Sabemos que esta es una reacción del cuerpo que el sistema inmune ha puesto en marcha con el fin de proteger el cerebro. Entonces, lo que el grupo de expertos y científicos de NIDS piensa, es que lo que llamamos autismo no es nada más que el caso extremo de lo que puede ser un mecanismo de protección del sistema inmune.

Al hacer un examen NeuroSPECT del cerebro en un niño que ha sido diagnosticado con autismo regresivo (autismo obtenido luego de su segundo año de vida) es muy común que se pueda ver que hay una disminución en el flujo sanguíneo en el lóbulo temporal del cerebro que alberga las funciones del habla y del lenguaje y es una parte importante de lo que compone la personalidad.

Los médicos utilizan NeuroSPECT o imagen del cerebro funcional para evaluar la perfusión sanguínea en el cerebro y así encontrar las mejores soluciones de tratamiento para las condiciones como desórdenes de ansiedad, depresión, bipolaridad, Alzheimer, epilepsia y desorden neuroinmune entre otros.

Entonces comienzan las preguntas: ¿Por qué le ha pasado esto a nuestros hijos? Puede ser probable que haya algún tipo de componente genético involucrado. Algunos estudios han demostrado que muchos niños con autismo provienen de familias con una mayor tasa de problemas inmunológicos. También algunos científicos sospechan que los síntomas autistas son provocados por una interrelación entre el niño y su entorno, que puede ser una de las explicaciones de por qué existen diferentes grados de severidad en esta condición.

¿Cómo podemos determinar si un niño tiene NIDS? Lo primero que se hace es estudiar la historia del niño. Si bien hay muchas variaciones entre los diferentes casos, algunos de los hallazgos más comunes son el desarrollo normal hasta la mitad del segundo año, alergias, enfermedades leves frecuentes, respuesta rápida a las enfermedades leves (menores), la historia de mala alimentación (por que el niño no quiere comer o no puede comer bien), la intolerancia alimentaria, problemas sensoriales y el retraso en el desarrollo sobre todo en la zona del habla y del lenguaje.

Se realiza entonces un examen físico donde se verifican las señales y síntomas de alergias en el cuerpo. Luego de que se hace el historial y el examen físico, se hacen las pruebas de laboratorio.

El trabajo de laboratorio puede ser extenso y costoso. Algunos niños no pueden hacerse todas las muestras de sangre durante una visita lo que hace que esta parte del protocolo sea un tanto inconveniente. No obstante, la necesidad de estas pruebas de laboratorio es evidente al momento de diseñar el protocolo NIDS para el niño. Puede ser que mientras el protocolo de NIDS madura y se perfeccionen las técnicas, se podrá eliminar algunas de las pruebas. Sin embargo, en este momento, este no es el caso.

El trabajo de laboratorio se puede dividir en tres categorías generales: la salud general, enfermedades subyacentes y sistema inmunológico.

El primer grupo de pruebas (salud general) se toman para asegurarse de que el niño está sano y para ver qué efectos, si los hay, esta enfermedad del NIDS ya ha tenido sobre él. El segundo grupo de pruebas va a mostrar que infecciones subyacentes, si alguna, tiene el niño. El tercer grupo de pruebas nos da una idea de cómo está funcionando el sistema inmunológico del niño.

Es la interpretación de las pruebas de laboratorio, en combinación con la historia, y las pruebas físicas que resultan en el diagnóstico de NIDS. Las pruebas que resulten ser positivas son muy importantes, pero las que prueban que resulten negativas a la luz de una historia positiva son igual de importantes. Por ejemplo, su niño puede haber tenido una fuerte historia de una enfermedad en particular, pero su trabajo de laboratorio no refleja esto, la conclusión es que el sistema inmunológico no está funcionando correctamente. Este mal funcionamiento del sistema inmunológico lo más probable es que se confirme cuando interpretemos las pruebas que miren directamente al sistema inmunológico.

Hay algunas tendencias comunes que se encuentran en muchos de los niños diagnosticados con NIDS. Todavía es necesario hacer más investigaciones antes de que se pueda llegar a tener y usar perfiles de predicción para el diagnóstico, pero parece ser que esto pueda ser posible en un futuro cercano.

El siguiente paso en el protocolo es iniciar el tratamiento del niño. El tratamiento se basa específicamente en los resultados de la historia médica, examen físico y los resultados de laboratorio del niño. Hay algunos tipos de medicamentos que se utilizan dependiendo el perfil clínico del niño. Si el niño tiene una indicación de una infección viral subyacente, se utiliza un medicamento anti-viral. Si tiene síntomas de una infección subyacente por hongos se utiliza un medicamento anti-hongos. Si el niño tiene una infección bacteriana subyacente que se utiliza un agente antibacterial.

El propósito de estos medicamentos es el deshacerse de una infección que su hijo, obviamente, no debería tener y permitir que el sistema inmunológico pueda restablecerse y volver a un nivel de funcionamiento normal en lugar de un nivel "saturado".

Para poder aliviar los síntomas y disminuir la presión sobre el sistema inmunológico, una de las medidas utilizadas en este protocolo es la dieta y medicamentos. Especialmente si su niño padece de alergias e intolerancia alimentaria. Mediante este sistema, el sistema inmunológico puede comenzar a restablecerse y llegar a un funcionamiento normal.

Debido a la inflamación producida a causa de la respuesta inmune a infecciones subyacentes o alergias, el flujo sanguíneo a diferentes áreas del cerebro es disminuido causando que áreas importantes para el lenguaje y la comunicación al igual que la comprensión, no funcione o se desarrollen correctamente. A la vez que logramos un funcionamiento normal del sistema inmunológico, automáticamente el flujo sanguíneo en el cerebro comienza a aumentar.

La parte del tratamiento de NIDS que se encarga de trabajar en el restablecimiento del flujo sanguíneo en el cerebro, es el uso de dosis bajas de medicamentos SSRI (Selective serotonin reuptake inhibitor- Inhibidor de la reutilización de serotonina). En este punto del tratamiento, se utiliza un examen NeuroSPECT el cual proveerá al doctor con la información necesaria para determinar la mejor opción de SSRI.

A medida que el niño comienza a tener un flujo más normal de sangre a su cerebro, comenzará a despertar aquellas áreas que han estado dormidas por algunos años. Es por eso que se requiere mucho esfuerzo de los padres, maestros y terapistas en la fase de rehabilitación. La rehabilitación es a través de la escuela, la interacción social, las clases, terapia de la conducta, y otros programas se convertirán en parte fundamental del tratamiento para poder poner el niño al día en lo que ha perdido durante el tiempo en el que su cerebro no estaba funcionando normalmente.

Entonces, usted puede estar diciéndose a sí mismo en este

punto que el protocolo NIDS no suena muy diferente de cualquier otro tipo tradicional de la atención médica que ha experimentado y no lo es. Lo que es nuevo es la idea de que hay un proceso de la enfermedad detrás de los síntomas que actualmente se llama autismo. El tratamiento de las anomalías encontradas por la historia, física, y la prueba es la medicina pediátrica estándar.

Así que volvemos a la pregunta original, ¿por qué NIDS? Es un concepto nuevo fundido con la medicina tradicional basado en la ciencia que ha probado su efectividad en recuperar el sistema inmune de nuestros hijos con autismo. ¿No es esto lo que nuestros niños merecen?

Apéndice C: Stop Calling It Autism (SCIA)

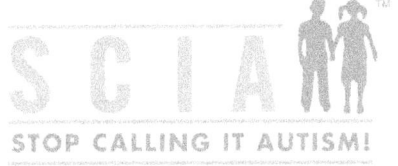

PO Box 155728, Fort Worth, Texas 76155
fax: 1(888)724-2123
email: scia@stopcallingitautism.org
web: www.stopcallingitautism.org

Introducción Del Registro Médico De Autismo/ Sistema Inmunológico De SCIA

La importancia de diagnosticar a los niños con autismo para las infecciones crónicas, enfermedades inflamatorias, trastornos del sistema inmunológico y la activación del sistema inmunológico del cerebro mediante el panel de pruebas laboratorio de SCIA.

SCIA cree que los niños con autismo sufren de un proceso inflamatorio en diferentes regiones del cerebro producido por la activación del sistema inmune del cerebro (activación microglial). Para más detalles lea la página de Autismo Según SCIA en el sitio web de SCIA http://www.stopcallingitautism.org/espanol. Las creencias de SCIA están alineadas con las creencias de científicos famosos como el ganador del Premio Nobel De Medicina, el genetista Dr. Mario Capecchi.

145

Los niños con autismo a menudo sufren de muchas enfermedades que son bien conocidas por los médicos de ser claros signos de trastornos inmunológicos e inflamatorios. Por ejemplo, eczema, alergias a los alimentos, alergias de tipo general, infecciones crónicas del virus herpes tipo 6, infecciones crónicas por hongos, candidiasis, enfermedad inflamatoria intestinal, la reducción de la actividad de células asesinas naturales, los bajos niveles de glutatión y la activación del sistema inmunológico del cerebro para nombrar unos pocos. Desafortunadamente, estos niños frecuentemente no son diagnosticados y no reciben atención médica adecuada.

Para entender por qué es importante ordenar las pruebas del panel de laboratorio de SCIA en niños con autismo tenemos que entender los conceptos básicos del sistema inmunológico. El cuerpo tiene dos sistemas inmunológicos: la inmunidad innata y la inmunidad adaptativa. La inmunidad innata es la inmunidad con la que nacemos y es la respuesta inicial del cuerpo para eliminar los microbios y prevenir las infecciones. La respuesta inmune innata no mejora con la exposición repetida a una infección determinada. La inmunidad adaptativa es la inmunidad que se desarrolla a lo largo de la vida. La inmunidad adaptativa puede ser artificialmente adquirida a través de la vacunación.

SCIA cree que la inmunidad innata se ha pasado por alto en los niños con autismo. A menudo, se ha demostrado que los niños con autismo sufren de muchas infecciones oportunistas comunes. Candidiasis, citomegalovirus, herpes simplex virus, herpes tipo 6 y Epstein-Barr. La inmunidad adaptativa es la parte del sistema inmune que las personas más saben, porque es el que más se habla cuando alguien padece de SIDA cuando la enfermedad del virus HIV avanza. Las personas que sufren de SIDA desarrollan muchas infecciones oportunistas cuando el número de CD4 baja células. Es bien reconocido que cuando el número de células CD4 baja ocurre el debilitamiento de las defensas inmunitarias. El aumento en el número de células CD4 son un signo de la restauración del sistema inmune adaptativo.

SCIA cree que los niños con autismo a menudo sufren de infecciones oportunistas comunes debido a que su sistema inmune innato no está funcionando correctamente. Se sabe que muchos niños con autismo tienen cuentas bajas o de función de células asesinas naturales (NK).

Las células NK son importantes en la inmunidad innata, ya que son capaces de reconocer las células infectadas, las células cancerosas y las células estresadas y las mata. El aumento del número de células asesinas naturales y su función son un signo de la restauración del sistema inmune innato.

SCIA, así como el ganador del Premio Nobel De La Medicina, el genetista Dr. Mario Capecchi cree que existe una correlación entre el sistema inmunológico, especialmente en las células inmunes del cerebro llamadas microglia y las enfermedades mentales como el autismo. En base a lo que cientos de miles de padres de niños con autismo reportan, la disfunción neurológica y las infecciones recurrentes o crónicas aparecieron casi al mismo tiempo. Esto tiene sentido si se toma en consideración que la activación microglial puede destruir las sinapsis, que son la conexiones entre las neuronas en el cerebro. Además, la activación microglial es conocida por causar una reducción en la función de las células asesinas naturales (NK), la reducción en los niveles de glutatión y la disfunción mitocondrial en muchos niños que sufren con autismo.

Además, creemos que <u>la activación microglial puede iniciar una respuesta inmune innata y adaptativa en el sistema nervioso central</u> que puede ser diagnosticada mediante el panel de pruebas de laboratorio de SCIA. Estas respuestas inmunológicas se pueden desarrollar de muchas maneras diferentes las cuales hemos visto en muchos niños con autismo. **La participación en el registro médico de SCIA puede arrojar luz sobre cualquier disfunción del sistema inmune que los niños con autismo puedan tener. Esta información también puede ser utilizada por los doctores en la toma de decisiones respecto al cuidado médico de los niños con autismo. Además, ayudará a crear un registro médico que puede ayudar a proporcionar evidencia de que los niños con autismo a menudo sufren de disfunción del sistema inmune la cual puede ser una parte importante de esta enfermedad y contribuir con los síntomas autistas.**

El Panel De Pruebas De Laboratorios Del Registro Médico De SCIA

El panel de pruebas de laboratorios del registro médico de SCIA tiene marcadores de infecciones crónicas, trastornos inflamatorios, disfunción del sistema inmune, la activación innata, adaptativa y de la microglia.

Infecciones Crónicas	Herpes Simplex Virus (HSV) Types 1 & 2, IgG, Epstein-Barr Virus (EBV), Antistreptolysin O (ASO) Antibodies, Rubella Antibodies, Rubeola Antibodies, Mumps Antibodies, Human Herpesvirus 6 Antibodies, Cytomegalovirus (CMV) Antibodies
Trastornos Inflamatorios	Sedimentation Rate-Westergren, C-Reactive Protein
Disfunción del Sistema Inmune	CBC With Differential, Comprehensive Metabolic Panel, T- and B-Lymphocyte/NK Cell Profile, Natural Killer Cell Functional Assay, Immunoglobulins A/E/G/M, Antinuclear Antibodies (ANA)
Activación Microglial/Activación Del Sistema Inmune Del Cerebro	Tumor Necrosis Factor-Alpha, HLA DRB, Neopterin

www.stopcallingitautism.com/espanol

Apéndice D: Pruebas para confirmar inestabilidad inmune

Pruebas de laboratorio que pueden confirmar la existencia de problemas o inestabilidades inmunes y pueden servir para explicar al doctor o pediatra porque se deben atrasar un poco las vacunas o utilizar un itinerario de vacunas especial en infantes y niños pequeños. Recuerden que los bebés necesitan un tiempo para fortalecer y establecer su sistema inmune antes de que puedan recibir los viruses vivos de las vacunas.

Código de Laboratorio y Nombre de la prueba (en Laboratorios CPL) para hacer estas pruebas en otro laboratorio necesita verificar que códigos son los correspondientes.

1000 - CBC W/AUTO DIFF
5790 - CELL-MEDIATED IMMUNE
4870 - BASIC LYMPHOCYTE SUBSET ANALYSIS BY FLOW CYTOMETRY
4155 - NATURAL KILLER CELL FUNCTIONAL ASSAY
1055 - SEDIMENTATION RATE
3545 - C-REACTIVE PROTEIN
2750 - IMMUNOGLOBULINS, IgA, IgG, IgM
4679 - HHV6 IgG/IgM ANTIBODIES
5298 - TUMOR NECROSIS ALPHA
9180 - COMPREHENSIVE METABOLIC PANEL + e-GFR
4521 - ANA AUTOIMMUNE PROFILE
5453 - HLA D/DR TYPING

4481 - NEOPTERIN

Códigos de diagnóstico
279.3 - Unspecified immunity deficiency
279.9-Unspecified   disorder   of   immune   mechanism

Biografía del Autor

Fotografía: Joe Cogliandro www.jc2photo.com

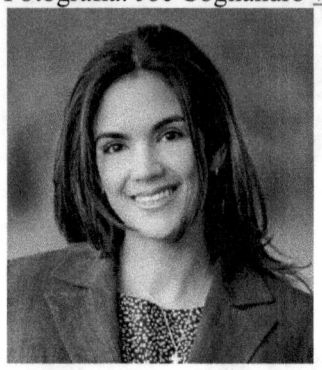 Nacida en la isla del encanto, Puerto Rico en el 1977. Natural del pueblo de Barranquitas. La Doctora Lorna Ortiz, recibió su bachillerato en Ingeniería Química de la Universidad de Puerto Rico, Recinto Universitario de Mayagüez en el 2000 y su doctorado en Ingeniería Química en el área de Catálisis Ambiental de la Universidad de Carolina del Sur en el año 2005. Lorna y su esposo, el Doctor Herie Soto, han dedicado los últimos 3 años y medio tratando los desórdenes inmunes de su hijo Herie Jesé, el cual fue diagnosticado con autismo en Diciembre 6 del 2007. El progreso de Herie Jesé, ha inspirado a Lorna y a su esposo Herie a comenzar la Fundación Curando el Autismo junto a Yeroline Ruiz y Ayleen Cruz, ambas, madres puertorriqueñas de niños recuperados del autismo. Curando el Autismo tiene miles de seguidores de habla hispana en Puerto Rico, Latinoamérica y alrededor del mundo. CEA se dedica a llevar información gratuita a padres, familiares, doctores, maestros y terapistas acerca de los métodos exitosos en tratar el autismo y alcanzar la recuperación. Actualmente, Lorna y Herie residen en Texas y ejercen su profesión de Ingeniería mientras se dedican a la recuperación de Herie, a su nuevo bebé y CEA.

www.ingramcontent.com/pod-product-compliance
Lightning Source LLC
Chambersburg PA
CBHW070138290526
45789CB00002B/537